神农本草经药物解读

——从形味性效到临床（5）

顾　问　孙光荣

主　编　祝之友

副主编　张德鸿　祝庆明

编　者　李　杨　郑　倩　李领娥
　　　　杨建宇　赵玉珍　马希林

人民卫生出版社

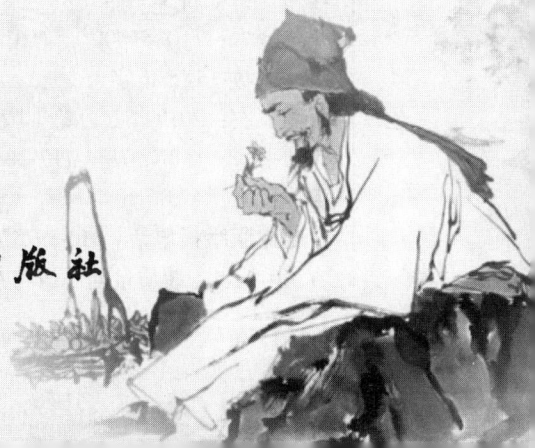

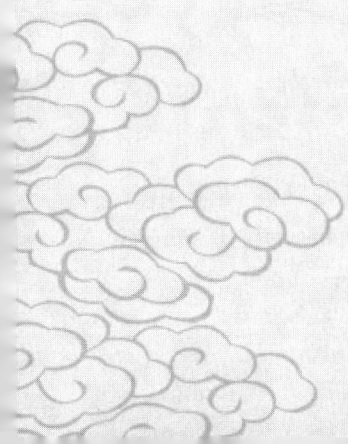

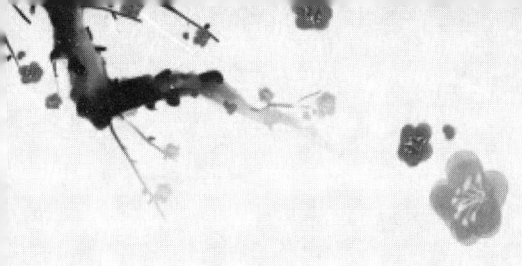

图书在版编目（CIP）数据

神农本草经药物解读：从形味性效到临床.5 / 祝
之友主编. -- 北京：人民卫生出版社，2019
ISBN 978-7-117-28111-9

Ⅰ.①神… Ⅱ.①祝… Ⅲ.①《神农本草经》-研究
Ⅳ.①R281.2

中国版本图书馆 CIP 数据核字（2019）第 030704 号

人卫智网	www.ipmph.com	医学教育、学术、考试、健康，购书智慧智能综合服务平台
人卫官网	www.pmph.com	人卫官方资讯发布平台

神农本草经药物解读——从形味性效到临床（5）

主　　编：祝之友

出版发行：人民卫生出版社（中继线 010-59780011）

地　　址：北京市朝阳区潘家园南里 19 号

邮　　编：100021

E - mail：pmph @ pmph.com

购书热线：010-59787592　010-59787584　010-65264830

印　　刷：北京铭成印刷有限公司

经　　销：新华书店

开　　本：710×1000　1/16　印张：12

字　　数：185 千字

版　　次：2019 年 3 月第 1 版　2023 年 11 月第 1 版第 6 次印刷

标准书号：ISBN 978-7-117-28111-9

定　　价：42.00 元

打击盗版举报电话：**010-59787491**　**E-mail：WQ @ pmph.com**

（凡属印装质量问题请与本社市场营销中心联系退换）

前　言

　　《神农本草经》(简称《本经》)是我国亦是世界上最古老的药物学典籍之一,是中医药四大经典著作(《黄帝内经》《神农本草经》《难经》《伤寒杂病论》)之一。所载药物之功效与主治是其主要内容,另有药物正名、性味、主治、异名、产地、采收季节,以及用法、用量、剂型、七情畏恶、所附方剂、服用方法等。中医药界对其研究者甚多。

　　自宋代始,有多种版本的《神农本草经》辑复本面世,如清·孙星衍等《神农本草经》、清·黄奭《神农本草经》、清·陈念祖(陈修园)《神农本草经读》、清·叶桂(叶天士)《本草经解》等。自 20 世纪以来,对《神农本草经》的研究成果颇丰,如尚志钧校点《神农本草经》、曹元宇辑校《本草经》、张树生等主编的《神农本草经贯通》、叶显纯等所著《神农本草经临证发微》、张登本的《全注全译神农本草经》,以及近期出版的宋永刚《神农本草经讲读》等。但这些版本都有一个共同的特点——对中药品种理论的研究不够重视,有的甚至与《神农本草经》的本义相差甚远。

　　随着对《伤寒杂病论》的研究深入和"读经典"的提倡,中医药界已经开始重视对《神农本草经》的研读,在还原《伤寒杂病论》和《神农本草经》中药物的本来面貌方面,已经取得很多突破性进展。中医药界已开始注重中药品种理论的研究,《神农本草经》的价值已逐渐显现。不断积累的临床经验使《神农本草经》的很多记载得到证实,如半夏主"咽喉肿痛",厚朴主"气血痹",桔梗主"胸胁痛如刀刺",甘草主"金疮肿",麻黄主"破癥坚积聚",芍药主"利小便",苦参主"溺有余沥"而逐水,桂枝(肉桂)主"上气咳逆,结气喉痹",白芷主"女人漏下赤白,血闭阴肿",柴胡主"推陈致新",天花粉可"续绝伤",玄参治"女子产乳余疾,补肾气",大黄能"调中化食,安和五脏",独活主"金疮、奔豚、女子疝瘕",乌头治"咳逆上气",茯苓治"寒热烦满咳逆",天麻可"补益身体"等。

值得一提的是，《神农本草经·序录》是较为全面、系统、纲领性的临床中药学综合性经典论著，全文共 755 字，它奠定了中医药临床药学的理论基础和内容框架。历代中药本草文献对该序录全文均有转载、注释和研究，如《新修本草》《证类本草》《本草纲目》等，对《神农本草经》的注释亦有很多版本，如清·张璐《本经逢原》，清·张志聪（张隐庵）《本草崇原》，仅名称和个别文字、标点符号略有差异。历代本草文献均遵《神农本草经》："凡药，上者养命，中药养性，下药养病。"

要学习好中医药，必须要读经典。要读《黄帝内经》《伤寒杂病论》《神农本草经》，不仅要读，而且要精读。《伤寒杂病论》方证源于神农时代，《神农本草经》标志了经方的起源。

《神农本草经》的主要内容是中药的功效与应用，其内容丰富，然文辞古奥，大多数学者很难读懂全文，特别是现代年轻的中医药工作者，能读完《神农本草经》，也不一定能理解透彻，有的望文生义或望名生义，更谈不上融会贯通，学以致用，所以造成了很多学习中医中药的人员不理解《神农本草经》，而只能参考一些后世医药学家的相关本草书籍和现代中药教科书。更调查显示，有相当一部分中医中药人员没有读过《神农本草经》，正如清代名医张志聪在其《本草崇原》自序中所言《本经》"词古义深，难于窥测，后人纂集药性，不明《本经》，但言某药治某病，某病须某药，不探其原，只言其治，是药用也，非药性也。知其性而用之，则用之有本，神变无方；袭其用而用之，则用之无本，窒碍难通"。

《神农本草经》序录，反复强调辨证用药原则。可见，《神农本草经》是一部着眼于临床实践，教导人用药治病的医药图书，而不是被误解为单纯讲中药的药书。相反，现代很多与中药相关的教科书背离了《神农本草经》的原意。《神农本草经》序录强调辨证用药原则，经文则主要讲单味药之功效。其核心是讲解每一味药物的形、色、气、味，并对"大病"（常见病）辨证分型，对症用药。根据病位不同，药物的气、味不同，所用药物就有所不同。这表现在 365 种药物的论述之中。

《神农本草经》应用每一单味药或单方治病，均是从我们祖先的养身保健、防病治病的经验中总结而来，而张机（张仲景）所著《伤寒杂病论》复方证中各药物的解读均源于《神农本草经》的单方药疗理论。现在有的教科书对经方的解读，并没有用《神农本草经》的药理去解读，在一定意义上，我们现代医药人并没有首先继承《伤寒杂病论》和《神农本草经》的根本,有的甚至完全曲解了经方理意。如桂枝汤、金匮肾气丸等方所用的桂枝,不是用肉桂本意去解读,而是用清代才在临床上投入使用的桂枝枝条入药去解读。如果用《伤寒杂病论》和《神农本草经》互解,必定给现代教科书(如《方剂学》)带来一个翻天覆地的改变。

正如著名中医学家孙启明教授所说:"千百年来,《伤寒论》注家几百家,他们研究《伤寒论》时,只抓住'方和证'的研究,而忽略了'方和药'的研究,尤其是方和药物品种的研究,这是中医传统研究课题中的一大疏漏。"孙老又说:"从来的中医名家,大多数人只知道疏方而识药物。伤寒注家们从来也没有注解《伤寒论》大、小柴胡汤中的柴胡是什么品种。"这种"方未变而药多变"的特殊发展,造成了古方、经方与用药之间的脱节,造成了医方与用药的矛盾。如《伤寒论》中众多经典名方至今未变,但其临床用药却被"偷换"了药物概念。

《神农本草经》及以后的《本草经集注》《新修本草》《证类本草》《本草纲目》等,多为综合性本草,讲中药的名称(包括别称)、植物形态、产地、生境、加工(修治)炮制、性味、功用、主治病证、附方等。但是距离现代越近的本草文献,其叠加(滚雪球)式发展就越重。同时,背离《神农本草经》之根本就越远。而现代人讨论临床用药时的引经据典,又往往追溯至某篇文献,虽然某药出自《神农本草经》,但并没有道出《神农本草经》之核心意义。

相比其他类型的本草文献,如各种《伤寒论》注解本,《神农本草经》的注解本,如《本草衍义》《本草原始》《本经疏证》等,属于应用类型的本草文献,均是录用《神农本草经》所载药物之名或有关文字而阐发个人的临床用药心得或相互评论,还是未能追根溯源,阐明《神农本草经》的根本含义。对于《神农本草经》所强调的五气五味、用药法度之核心,并没有做到真正的解读。

《神农本草经》所载药物,根据其序录的内容玄机:依据药物形,推断药物作用;依据药物的味则可辨药物的作用部位;依据药物的色可辨明药物的作用趋向(药物的归经);依据药物的气(药气),就可知道药物的阴阳属性等。笔者认为,《神农本草经》的精髓是讲中药的形、色、气(药气)、味,现代中医药人对此往往容易忽视。

笔者认为,要读经典,就要还原《伤寒杂病论》和《神农本草经》的本来面貌,就要注意以下两个要点:①要以经方来解读《神农本草经》之功效主治;②要用《神农本草经》之意来推衍经方之用与配伍。唯有如此,方能继承和正确解读经典之奥秘,阐明中医用药之准绳。

笔者参阅清·孙星衍、孙冯翼辑《神农本草经》(人民卫生出版社,1963);清·黄奭辑《神农本草经》(中医古籍出版社影印,1982);曹元宇辑校《本草经》(上海科学技术出版社,1987);尚志钧等整理《神农本草经》(尚志钧,翟双庆,等整理.中医八大经典全注:华夏出版社,1994);梁·陶弘景《本草经集注》(尚志钧,尚元胜,辑校:人民卫生出版社,1994)等文献,对《神农本草经》序录和其所收载常用中药的品种及临床性能、功效进行学习和研究,可供中药临床药学人员学习参考。

我们预计将《神农本草经》所载药物全部解读,分集出版。

本书若有错误和观点偏颇之处,敬请读者斧正,深表感谢。

全国名老中医药专家传承工作室　祝之友

古人云:"读仲圣书而不先辨本草,犹航断港绝潢而望至于海也。夫辨本草者,医学之始基。"(清·周岩《本草思辨录》自序)又云:"人知辨证之难,甚于辨药;孰知方之不效,由于不识证者半,由于不识药者亦半。证识矣而药不当,非特不效,抑且贻害。"

中医学的两大重要支柱:医和药。医则其道,药则其术。医之本在《黄帝内经》,药之本在《神农本草经》。

清代名医邹澍在其《本经疏证》序例中云:"医道之见于载籍者,《灵枢》《素问》《难经》而上,《神农本草经》为最古,诸经所论在审病,《本经》所论者在主治,道实相为表里。"

值得引人深思的问题是,《神农本草经》对药物的认识与当今药物作用的联系很容易被人们忽略,即便有时产生一些联系,也往往只是只言片语的引用而已。现代人只注重当代,忽略与药物发展的历史联系,这种认识是肤浅的、不全面的,它会直接影响对某些药物功能的全面和正确理解。现今,要注重对《神农本草经》的重新认识和解读。如《神农本草经》所载半夏主"咽喉肿痛",厚朴主"气血痹",桔梗主"胸胁痛如刀刺",甘草主"金疮肿",当归主"咳逆上气",麻黄主"破癥坚积聚",芍药主"利小便",苦参主"妊娠小便难,饮食如故""逐水""主溺有余沥"等,都能在经方如半夏厚朴汤、桔梗汤、真武汤、当归贝母苦参丸等中得到验证。

为了促进临床中药学人才基础知识的学习和基本技能的提高,增加对《神农本草经》药物的全面了解,笔者将多年教学讲稿和学习心得整理成册,供同道学习参考,亦可供临床医师参考。

药物名称:以《神农本草经》(以下称《本经》)所载名称为准。

本经要义:以《本经》(孙本)原文为准,参考其他版本解读。

因目前临床中药从业人员中医临床知识欠缺,为帮助临床药学人员掌握更多的中医临床知识,在解读经文时尽量做到详解本意,并尽量标明出处及原文,以利于后学者参阅,发挥引路作用。为了便于加深对经典的学习,有些字、词做必要的解读。

处方用名:以《中华人民共和国药典》2015 年版收载名称为准。

性味归经、功能主治:以《中华人民共和国药典》2015 年版为准,作为对《本经》的对照学习。

鉴别要点:主要考虑到临床中药从业人员接触的多为中药饮片,很少接触原生药材,故学习和掌握中药材鉴别要点,有利于更进一步准确地鉴别中药饮片质量。

中药饮片鉴别是医院临床中药从业人员的重点学习内容,只有保证了中药饮片质量,才能确保中医临床疗效,有利于中医中药的发展。

拓展阅读:中医药文化的精髓,要好好学习和掌握,尽管科技发展到今天,有先进的仪器设备,但仍无法代替传统的经验鉴别方法。传统经验鉴别是基层临床中药师最实用、最简捷的鉴别方法,应努力学习和掌握。

注意事项:注意事项是临床中药从业人员尤其是临床中药师必须要掌握的内容,亦是中医中药的核心要点,对提高中医临床疗效非常重要。

医籍选论:主要选择清代名家张志聪、叶桂、陈念祖(陈修园)、黄玉璐(黄元御)、徐大椿(徐灵胎)等对《本经》的解读,相互参阅,以加深对经文的理解,亦即对中医药有真正意义的中药药理学的学习和解读。

需要说明的是,本书所引用文献,因在全书多次出现,又广为人知,故不在页脚逐条列出,而以书名(如《素问》《医学衷中参西录》等)或作者名(如张锡纯、陶弘景等)代替。

黄帝内经素问(影印本)[M].北京:人民卫生出版社,1963.

隋·巢元方.诸病源候论(影印本)[M].北京:人民卫生出版社,1955.

张锡纯.医学衷中参西录[M].2 版.石家庄:河北人民出版社,1974.

梁·陶弘景.尚志钧,尚元盛,辑校.本草经集注(辑校本)[M].北京:人民卫生出版社,1994.

周仲瑛.中医内科学[M].北京:人民卫生出版社,1988.

战国·秦越人.难经[M].北京:人民卫生出版社,2004.

金匮要略方论[M].北京:人民卫生出版社,1963.

晋·葛洪.肘后备急方[M].广州:广东科技出版社,2012.

唐·孙思邈.备急千金要方(影印本)[M].北京:人民卫生出版社,1982.

唐·甄权.尚志钧,辑释.药性论[M].合肥:安徽科学技术出版社,2006.

唐·苏敬.尚志钧,辑校.新修本草[M].合肥:安徽科学技术出版社,2004.

唐·王焘.外台秘要(影印本)[M].北京:人民卫生出版社,1955.

五代·韩保昇.尚志钧,辑释.蜀本草[M].合肥:安徽科学技术出版社,2005.

宋·唐慎微《重修政和经史证类备用本草》(影印本)[M],北京:人民卫生出版社,1957.

宋·苏颂.胡乃长,王致谱,辑注.图经本草[M].福州:福建科学技术出版社,1988.

明·张介宾.景岳全书[M].上海:上海科学技术出版社,1995.

梁·陶弘景.名医别录[M].北京:人民卫生出版社,1986.

宋·寇宗奭.本草衍义[M].北京:商务印书馆,1957.

五代·吴越.尚志钧,辑释.日华子本草[M].合肥:安徽科学技术出版社,2005.

明·李时珍.本草纲目(影印本)[M].北京:人民卫生出版社,1957.

琉球·吴继志.质问本草(影印本)[M].北京:中医古籍出版社,1984.

明·陈嘉谟.周超凡,陈湘萍,王淑民,点校.本草蒙筌[M].北京:人民卫生出版社,1988.

清·徐大椿.徐大椿医书全集[M].北京:人民卫生出版社,1988.

明·卢之颐.冷方南,王齐南,校点.本草乘雅半偈[M].北京:人民卫生出版社,1986.

明·傅仁宇.审视瑶函[M].上海:上海人民出版社,1959.

中华人民共和国卫生部药政管理局,中国药品生物制品检定所.中药材手册[S].北京:人民卫生出版社,1990.

凡

例

王洪图.难经白话解[M].北京:人民卫生出版社,2004.

王洪图.黄帝内经灵枢白话解[M].北京:人民卫生出版社,2004.

曹炳章,编著.刘德荣,点校.增订伪药条辨[M].福州:福建科学技术出版社,2004.

李培生.伤寒论讲义[M].上海:上海科学技术出版社,1985.

曹元宇,辑注.本草经[M].上海:上海科学技术出版社,1987.

　　《神农本草经》(以下简称《本经》)建立了中药药性理论体系,建立了中药从产地、采收到加工炮制的临床用药原则,且确保用药安全、有效。《本经》以《黄帝内经》为理论指导,治病求本,明白告诫中医药人:**药物的有效性和安全性是核心问题**。《序录》全文 755 字,共 12 条经文,内容丰富,独创了中药三品分类法,尤其是对中药五气、五味的建立和阐述。

★《神农本草经》三品分类法

　　《本经》三品分类法,是将药物分为上、中、下 3 类,并明确指出:上药 120 种为君,主养命以应天;中药 120 种为臣,主养性以应人;下药 125 种为佐使,主治病以应地。

　　君、臣、佐、使本指国家官系等级层次,只有各个层次发挥各自作用,才能构成完整的有机国家社会。如同《素问》灵兰秘典论篇中,十二脏腑之功能、地位及相互关联,不单是一个生理学、生命学和生物学问题,它涵盖了很重要的社会问题,透过生理现象映射出一定的社会问题,而通过社会现象的研究反过来促进生理问题的认识,向我们展示了社会医学模式。

　　《素问》宝命全形论篇云:"天覆地载,万物悉备,莫贵于人,人以天地之气生,四时之法成……人生于地,悬命于天,天地合气,命之曰人。人能应四时者,天地为之父母(天地就是养育人类的父母)……"天、地、人三者和谐相处,演化出自然界和人类社会。《神农本草经·序录》将中药三品匹配成君、臣、佐、使的不同地位,与天地人相应进行不同的联系,是用中国古代哲学类比思想和整体观进行推论。《神农本草经》药物的分类方法与国家官系匹配,自然是上品药为君,中品药为臣,下品药为佐使。三品药与天地人相应的根本原因,实际上遵从了陶弘景在《本草经集注》中的解释,"上品药养命,而天道仁育,故云应天;中品药养性,而人怀性情,故云应人;下品药主治病,而地体收杀,故云应地"。现代中医临床药学认为,君药的作用是针对病因的主证,又称之为主药;臣药的作用是辅助君药针对病因和主证,又称之为辅药;佐药是治疗兼证,抑制主辅药不良反应,协助主辅药发挥治疗作用;使药可引经、调和、矫味、发挥次要作用。诸药合用,共达安全、有效的最佳结果。

值得注意的是,今天看来,君、臣、佐、使药不是一成不变的,在某种情况下可互为转换,所以古之中药上、中、下三品,不是上、中、下三等。古之先辈早有告诫:药无贵贱,能愈疾者皆为良药也。

★ **《神农本草经》临床药学八原则**

1. 阴干暴干,采治时月,土地所出,真伪新陈,并各有法度的采收加工原则。

2. 有毒宜制的炮制原则。

3. 治热以寒药、治寒以热药的原则。

4. 药物的七情合和,当用相须、相使者良,勿用相恶、相反的配伍原则。

5. 君、臣、佐、使的组方原则。

6. 药有宜丸者、宜散者、宜水煮者、宜酒渍者、宜膏煎者等,并随药性,不得违越的剂型选择原则。

7. 用药剂量,先起用量如高粱子,从小剂量开始,逐渐增加剂量的毒性药物之用量原则。

8. 根据病情确定服药时间(时间药疗学)原则。

★ **《神农本草经》首次列出中医疾病谱**

序录中列出了约40种主要疾病,反映了东汉时期中医临床医学水平,且准确总结出各种病证,并给予针对性的治疗方案。

★ **总结出了中药临床药学的基本内容体系**

中药药性理论 药物性味、有毒无毒、功能主治、加工炮制、制剂等。

中药生产知识　产地(道地药材)、采收、加工、炮制、制剂等。

临床用药原则　治则、配伍、组方、剂型选择等,以及毒性药物的用量和使用原则、服药时间(时辰药理学)。

中药临床药学的核心问题　确保用药安全有效。

学习《神农本草经》注意三种情况

第一,《本经》部分药物名称、品种和入药部位已发生了历史变迁,如桂枝、枳实、威灵仙、人参等。

第二,《本经》部分药物名称、品种和入药部位、临床性效未发生任何变迁,一直沿用至今,如当归、黄芪、柴胡等。但有些药物的特殊临床作用被当前中医药人所遗忘,如当归、玄参、地黄、柴胡等。

第三,《本经》部分药物的名称未发生变化,一直沿用至今,但其品种、入药部位、临床性效已发生变异,如续断、芍药、阿胶、陈皮、黄芪、黄精、玉竹等。

对上述三种情况,我们的临床医生,特别是高年资临床医生要重视,要精读《本经》,因为《本经》标志了经方的起源,《伤寒杂病论》方证源于《本经》。

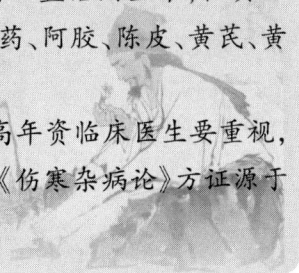

目　录

序 录

※【经文】

上藥一百二十種，爲君，主養命以應天，無毒。多服，久服不傷人。欲輕身益氣，不老延年者，本上經。

中藥一百二十種，爲臣。主養性以應人，無毒、有毒。斟酌其宜。欲遏病補羸者，本中經。

下藥一百二十五種，爲佐使。主治病以應地。多毒，不可久服。欲除寒熱邪氣，破積聚，愈疾者，本下經。

藥有君臣佐使，以相宣攝合和。宜用一君、二臣、三佐、五使，又可一君、三臣、九佐使也。

【经文】

上药一百二十种，为君，主养命以应天，无毒。多服、久服不伤人。欲轻身益气，不老延年者，本上经。

中药一百二十种，为臣。主养性以应人，无毒、有毒。斟酌其宜。欲遏病补羸者，本中经。

下药一百二十五种，为佐使。主治病以应地。多毒，不可久服。欲除寒热邪气，破积聚，愈疾者，本下经。

药有君臣佐使，以相宣摄合和。宜用一君、二臣、三佐、五使，又可一君、三臣、九佐使也。

本经要义

上品药共 120 种，为君药。用于保养生命以与天相应。这类药没有毒性，多服、久服都不会伤害身体。如果想要身体健康、强健有力、长生不老、延年益寿，就选用《本经》上品药物。

中品药共 120 种，为臣药。用于保养情志以与人相应。这类药物有的无毒，有的有毒，临床中应仔细斟酌选用。如果想遏制疾病的发展，补虚扶弱，就选用《本经》中品药物。

下品药共 125 种，为佐使药。用于治疗疾病以与地相应。这类药多具有毒性，不可多服、久服。如果想祛除寒热病邪，消除癥瘕积聚，治愈疾病，就要选用《本经》下品药物。

中药治病，有君、臣、佐、使的组方原则，汤方中药物之间相互补充制约，能够以降低不良反应，增加疗效。组方配伍时，宜用一味君药、二味臣药、三味佐药、五味使药，又可以用一味君药、三味臣药、九味佐使药等配合使用。

【按】

1. 陶弘景云："下品药性，专主攻击，毒烈之气，倾损中和，不可常服，疾愈即止。"

2. 《难经》："痛有定位为积，无定位为聚。"

3. 《金匮要略》有"五脏风寒积聚病篇"。

4. 《素问》至真要大论篇："主病之谓君，佐君之谓臣，应臣之谓使，非上中下三品之谓也。"

神农本草经
药物解读——从形味性效到临床（5）

药有阴阳配合，子母兄弟，根茎华实，草石骨肉。有单行者，有相须者，有相使者，有相畏者，有相恶者，有相反者，有相杀者。凡此七情，合和时之当用。相须相使者良。勿用相恶相反者，若有毒宜制，可用相畏相杀者。不尔，勿合用也。

药有酸、咸、甘、苦、辛五味，又有寒、热、温、凉四气，及有毒、无毒、阴乾暴乾，采造时月，生熟土地，所出真伪陈新，并各有法。

药性有宜丸者，宜散者，宜水煎者，宜酒渍者，宜膏煎者。亦有一物兼宜者，亦有不可入汤酒者，并随药性，不得违越。

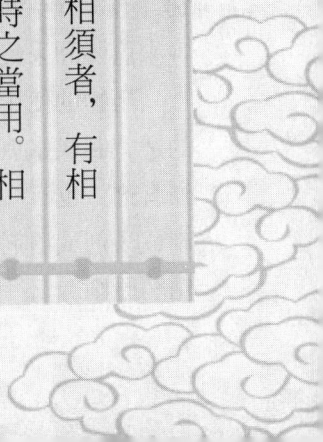

【经文】

药有阴阳配合,子母兄弟,根茎华实,草石骨肉。有单行者,有相须者,有相使者,有相畏者,有相恶者,有相反者,有相杀者。凡此七情,合和时之当用。相须相使者良。勿用相反者,若有毒宜制,可用相畏相杀者。不尔,勿合用也。

药有酸、咸、甘、苦、辛五味,又有寒、热、温、凉四气,及有毒、无毒,阴干暴干,采造时月,生熟土地,所出真伪陈新,并各有法。

药性有宜丸者,宜散者,宜水煎者,宜酒渍者,宜膏煎者。亦有一物兼宜者,亦有不可入汤酒者,并随药性,不得违越。

本经要义

药物有阴阳属性的不同特性(药物之升散为阳,涌泄为阴;辛甘热者为阳,苦酸咸者为阴;味厚者为阳,味薄者为阴;行气分者为阳,行血分者为阴……),有同基原不同入药部位,如同母子骨肉关系;有相近基原不同品种的药物,如同兄弟、同胞兄弟;有根、茎、叶、花、果实、全草、矿石、动物骨骼、动物全体等不同来源和入药部位。用这些药物治病,有用单味药,也有用两味合用的相须、相使、相畏、相恶、相反、相杀的不同配伍方法。这七种配伍方法,称之为中药七情,临床配伍应用时要正确选择。相须、相使配伍方法治病效果最好,不要选用相恶、相反的配伍方法;如果使用的药物有毒,要进行加工炮制,还可用相畏、相杀的配伍方法来消除或降低其毒性。不然,就不要配合使用,防止出差错事故。

中药有酸、咸、甘、苦、辛五味,又有寒、热、温、凉四性,及有毒、无毒和阴干、晒干之分,采集加工有不同季节和时间,有不同的产地,还有真伪鉴别,新采收药和陈旧药的不同,生品和炮制品的不同。全部药物有各自的本来属性和采集加工炮制方法与质量要求。

药物的使用有多种剂型。有的适宜制成丸剂,有的适宜制成散剂,有的适宜制成水煎汤剂,有的适宜用酒渍制成酒剂,有的适宜煎煮浓缩制成滋膏剂。也有一种药物根据临床需要可制成多种剂型。有的药物不适宜制成汤剂或酒剂。要根据药物的各自性质特点来选择剂型,不得违背这一用药原则。

【按】

1. 中药七情，只是在《本经》序言中所言，在正文中未提及。

2. 读《本经》所述药物为寒、热、温、凉、平五性，寒、热、温、凉四气为《本经》时代，后人所加。

3. 陶弘景在其《本草经集注》中云："病有宜服丸者，宜服散者，宜服汤者，宜服酒者，宜服膏煎者，亦兼参用，察病之源，以为其制耳。"中药汤剂效速，散剂、丸剂效缓，故张仲景《伤寒论》同一处方，按病情和药性，作汤剂或作丸剂，理法严整。正是"察病之源，以为其制耳"。

欲療病先察其原，先候病機，五臟未虛，六腑未竭，血脈未亂，精神未散，服藥必活。若病已成，可得半愈。病勢已過，命將難全。

若用毒藥療病，先去如黍粟，病去即止。不去，倍之，不去，十之，取去為度。

療寒以熱藥，療熱以寒藥。飲食不消以吐下藥，鬼注（疰）蠱毒，以毒藥，癰腫創瘤，以創藥。風濕，以風濕藥，各隨其所宜。

【经文】

欲疗病先察其原，先候病机，五脏未虚，六腑未竭，血脉未乱，精神未散，服药必活。若病已成，可得半愈。病势已过，命将难全。

若用毒药疗病，先去如黍粟，病去即止。不去，倍之；不去，十之；取去为度。

疗寒以热药，疗热以寒药。饮食不消以吐下药，鬼注（疰）蛊毒，以毒药；痈肿创瘤，以创药。风湿，以风湿药，各随其所宜。

本经要义

要想治病，应先查清疾病的原因，把握疾病的发病机制和变化规律。只要五脏功能未虚，六腑功能未衰竭，血脉流通正常，没有出现紊乱，精气神正常，均未受影响，服用适宜的药物必然就有效。如果疾病已经形成，服用适宜的药物，疾病也可好一半。如果疾病已很严重了，治疗起来就很困难，生命就难以挽救。

如果用有毒药治病，最初剂量宜小，如籼米大小剂量，病情好了，就要即时停药，不必尽剂。若病没有好转，可增加一倍剂量；若病还不见好转，可再增大剂量，直到病愈为止。

治疗寒证病变使用温热性质的药物；治疗热性病变选用寒凉性质的药物。治疗痰饮食积的疾病选用涌吐或泻下的药物；治疗肺痨和寄生虫病变就选用具有一定毒性的《本经》下药；治疗痈肿疮毒、肿块方面的疾病就选用治疗痈肿疮毒药物；治疗风寒湿痹疾病，就选用祛风除湿药。根据各种疾病不同的病因和临床症状选择有针对性的药物和治疗方法。

【按】

1.《素问》脉要精微论篇："夫脉者，血之府也，长则气治，短则气病，数则烦心，大则病进，上盛则气高，下盛则气胀，代则气衰，细则气少，涩则心痛，浑浑革至如涌泉，病进而色弊，绵绵其去如弦绝，死。"曹元宇："五脏藏精气，六腑受水谷，精气未虚，水谷未竭，尚有可为，既虚而竭，则无能为力矣。"

2. 第二段经文言药物剂量关系，恐过剂伤人，即非毒药，亦应该病却即止，不必尽剂。仲景汤方用，每每如此。

3. 黍粟，并非黍和粟，乃籼米，即高粱子。《博物志》云："孝元景宁元年,南阳郡内雨谷,小者如黍粟而青黑。"

4. 关于药物用量之大小。陶弘景在《本草经集注》中云:"一物一毒,服一丸如细麻(胡麻);二物一毒,服二丸如大麻;三物一毒,服三丸如小豆;四物一毒,服四丸如大豆;五物一毒,服五丸如兔矢;六物一毒,服六丸如梧子。从此至十,皆如梧子,以数为丸。"

5.《黄帝内经素问》云:"治寒以热,治热以寒。""其高者因而越之"(吐法),"其下者引而竭之"(攻下法)。

6."创"为"疮"之古字。古称疮者,为痈肿、疱、瘤等多种疾病。

7. 风与湿,俱为六淫所致。《黄帝内经素问》云:"风者百病之长。"风与湿,常成痹证。

病在胸膈以上者，先食後服藥；病在心腹以下者，先服藥而後食；病在四肢血脈者，宜空腹而在旦；病在骨髓者，宜飽滿而在夜。

夫大病之主，有中風傷寒，寒熱溫瘧，中惡霍亂，大腹水腫，腸澼下利，大小便不通，賁肫，上氣，咳逆，嘔吐，黃疸，消渴，留飲，癖食，堅積，癥瘕，驚邪，癲病，鬼疰，喉痹，齒痛，耳聾，目盲，金創，踒折，癰腫，惡創，痔瘻，癭瘤。男子五勞七傷，虛乏羸瘦，女子帶下崩中，血閉陰蝕，蟲蛇蠱毒所傷。此大略宗兆。其間變動枝葉，各宜依端緒以取之。

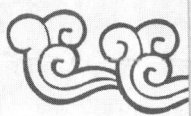

【经文】

病在胸膈以上者，先食后服药；病在心腹以下者，先服药而后食；病在四肢血脉者，宜空腹而在旦；病在骨髓者，宜饱满而在夜。

夫大病之主，有中风伤寒，寒热温疟，中恶霍乱，大腹水肿，肠澼下利，大小便不通，贲肫，上气，咳逆，呕吐，黄疸，消渴，留饮，癖食，坚积，癥瘕，惊邪，瘨病，鬼疰，喉痹，齿痛，耳聋，目盲，金创，踒折，痈肿，恶创，痔瘘，瘿瘤。男子五劳七伤，虚乏羸瘦，女子带下崩中，血闭阴蚀，虫蛇蛊毒所伤。此大略宗兆。其间变动枝叶，各宜依端绪以取之。

本经要义

病位在胸膈以上者，宜饭后服药，病位在心腹以下的，宜饭前服药；病位在四肢血脉，宜早晨空腹时服药；病位在体内深达骨髓时，宜晚上加食后服药。

《本经》所言服药方法，后世已有改变。现代服药方法更为科学："食前服"，在食前先服药；"食后服"，食后再服药；"以食物压下"，即服药后，即进食；"食远服"，两餐之间，即空腹时服药。另外还有，多次分服、频服、含化服等。

常见的主要疾病有伤风、伤寒、寒热、疟疾（温疟）、中恶、霍乱、大腹臌胀、腹泻、痢疾、便秘、尿闭、奔豚、咳嗽、气喘、呕吐、黄疸、消渴、悬饮、食积、厌食、气滞、气郁、惊风、癫痫、肺痿、喉痹、牙痛、耳聋、视物昏花、青盲、外伤、骨折、跌打损伤、痈肿疮毒、痔瘘、瘿瘤；男子五劳七伤、虚弱消瘦：女子带下、崩漏、经闭、阴蚀阴痒、虫蛇咬伤、虫蛇咬伤、虫积臌胀等。主要疾病大概就是这些。总之疾病的变化和一些次要病证，都要根据病因，采用针对性的不同方法和药物治疗。

【按】

1. "大病之主"，作"主要之病"解。

2. "中风"作"伤风"解，不作"脑卒中"（脑出血）解。

3. 中恶，古病名，其主要证候：猝然发病，寒热，心腹痛，全身痛，吐血下血，气息不通，大小便闭，角弓反张等。

4. 霍乱为暴吐暴利之病。古代所谓："清气与浊气相干，乱于肠胃，则为霍乱。"或云："阳气欲升，阴气欲降，阴阳乖隔变为吐利。"即现代之因肠胃炎等病又吐又泻,亦为霍乱。

5. 肠澼,即肠道或内痔出血由肛门而泻下;下利,有水谷痢、血痢、赤痢、白痢、休息痢、噤口痢等。

6. 贲肫,即奔豚病。

7. 上气,"为邪搏于气,气壅不得宣发,是为有余,故咳嗽而上气"。

8. 癖食,留饮癖食,食物不消,积于肠胃之病。留饮,为痰饮之积聚;癖食,即食物不化。

9. 癥瘕与积聚同义。癥者真也,相当于积;瘕者假也,相当于聚。

10. 五劳(痨),五脏之劳:即心劳、肺劳、脾劳、肾劳、肝劳。《素问》宣明五气篇:"久视伤血(心),久卧伤气(肺),久坐伤肉(脾),久力伤骨(肾),久行伤筋(肝),是谓五劳所伤。"

11. 七伤,为肝伤、心伤、脾伤、肺伤、肾伤、骨伤、脉伤,表里受病。《外台秘要》:"七伤之病为阴汗、阴衰、精清、精少、阴下湿痒、小便数少、阴痿。"

巴戟天　Bajitian

【处方用名】巴戟天——茜草科 Rubiaceae.

【经文】巴戟天，味辛微温。主大风邪气，阴痿不起，强筋骨，安五脏，补中，增志，益气。生山谷。

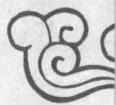

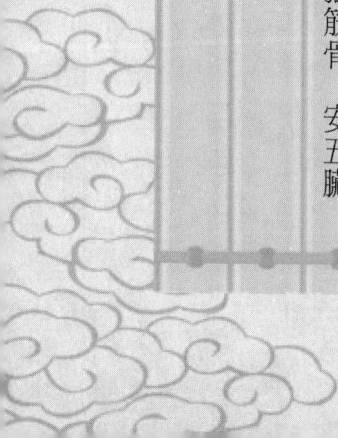

本经要义

巴戟天：巴戟天之名始载于《神农本草经》列为上品。巴戟天之"巴"，指产地"巴郡"，即今四川省旺苍、西充、永川、綦江等地。古称"巴蜀""巴郡"。

"戟天"，按巴戟天之性味功能：补肾助阳，用于治疗阳痿不举之症。以功效辨之，戟天，当为"戟刺天宦"之意。

"戟"，刺、刺激之意。《本草纲目》草部第十七卷·大戟条载："大戟，其根辛苦，戟人咽喉，故名。"唐·柳宗元《与崔饶州论石钟乳书》云："食之使人偃塞壅郁，泄火生风，戟喉痒肺。"

"天"，天宦，指男子性器官发育不全，无生殖能力。《黄帝内经灵枢》卷十·五音五味篇第六十五：

巴戟天，味辛微温。主大风邪气，阴痿不起，强筋骨，安五脏，补中，增志，益气。生山谷。

"其有天宦①者，未尝被伤，不脱于血，然其须不生，其故何也？岐伯曰：此天之所不足也，其任冲不盛，宗筋不成，有气无血，唇口不荣，故须不生。"

历代本草溯源

《名医别录》：巴戟天，味甘，无毒。主治头面游风，小腹及阴中相引痛，下气，补五劳，益精，利男子。生巴郡(今四川省旺苍、西充、永川、綦江等地)及下邳(今江苏省睢宁地区)。二月、八月采根，阴干。

按：陶弘景只言其入药部位，根入药，但未言明是什么植物的根。

《本草经集注》："巴戟天，味辛、甘，微温，无毒……今亦用健平、宜都者，状如牡丹而细，外赤内黑，用之打去心。"

按：陶氏亦未明白植物形态描述，只言其根似牡丹而细，根入药，用时去心，与现今巴戟天的加工炮制方法相似。

《图经本草》："巴戟天，生巴郡及下邳山谷。今江淮、河东、州群亦有之，皆不及蜀州者佳。叶似茗，经冬不枯，俗名三蔓草，又名不凋草。多生竹林内。内地生者，叶似麦门冬而肥大，至秋结实。二月八月采根，阴干，今多焙之。有宿根者青色，嫩根者白色，用之皆用。以连珠肉厚者胜。今方家多以紫色为良。蜀人云：都无紫色者，彼方人采得，或用黑豆同煮，欲其色紫，此殊失气味，尤宜辨之。一说蜀中又有一种山律根，正似巴戟，但色白，土人采得，以醋水煮之乃紫，以杂巴戟，莫能辨也。真巴戟，嫩者亦白，干时亦煮治使紫，力劣弱，不可用。今两者市中皆是，但击破视之，其中紫而鲜洁者，伪也；真者击破，其中虽紫，又有微白惨如粉，色理小暗也。"

---

① 天宦："宦"huan，音患。旧称做宦、宦吏。古代指宫廷里的太监。此处指先天生殖器官发育不全的人。"天宦"，也称"天阉"。《北史·李庶传》："庶生而天阉"。按巴戟天"生巴郡"，功能补肾助阳，戟刺天宦，故以巴戟天为名。阉，yan。阉割。泛指摘除雄性动物的生殖腺。如阉猪、阉鸡、阉牛等。古代皇宫里阉割去睾丸的人称为太监，无生育功能。《后汉书·宦者传》："宦官悉用阉人，不复杂调他士。"

又候宁极《药谱》中有名丹田霖雨。丹田，经穴名，亦为气功守部位名称。道家称人身脐下三寸为丹田，是男子精室，女子胞宫所在之处，故天宦之症当与丹田有关。巴戟天功能善治阳痿、兴阳事，使阳道虚羸之症犹久旱之田喜逢甘霖。丹田霖雨，故得此名。

按:《图经本草》附有药图:"滁州巴戟天"和"归州巴戟天"。前者为本草植物,后者为灌木植物,均非现今巴戟为藤本植物。

《新修本草》在草部上品上卷第六载:"巴戟天,味辛、甘,微温、无毒……巴戟天苗,俗方名三蔓草。叶似茗,经冬不枯,根如连珠,多者良,宿根青色,嫩根白紫,用之亦用。连珠肉厚者为胜。"

按:历代文献均提及"三蔓草",但均无详细植物形态描述。李时珍在《本草纲目》中亦言:"不凋草、三蔓草。名义殊不可晓。"

清·吴其濬《植物名实图考》所载巴戟天和所附药图,即为《图经本草》所载:"滁州巴戟天"和"归州巴戟天"。均非现今临床所用巴戟天。

谢宗万教授认为古代所用巴戟天有:远志科 Polygalaceae 远志属 Polygala 植物;玄参科 Scrophulariacea 假马齿苋属 Bacopa 植物;茜草科 Rubiaceae 虎刺属 Damnacanihus 植物;兰科 Orchidaceae 缓草属 Spiranthes 植物;大戟科 Euphorbiaceae 大戟属 Euphorbia 植物等的根。品种复杂。

综上所述:可以肯定,清代以前所用巴戟天,非现今临床所用茜草科 Rubiaceae 巴戟属 Morinda 植物巴戟天 Morinda officinalis How. 的根。

1982 年,徐利国对巴戟天进行了本草学考证,认为四川所产木兰科 Magnoliaceae 五味子属 Schisandra 植物铁箍散 *Schisandra propinqua*(Wall.) Baill. var. sinensis Oliv 的根。四川习称香巴戟。即"巴郡"所产巴戟天。历代本草文献所记载的巴戟天,即文献所记载的归州巴戟天。

1958 年,侯宽昭教授调查、考证,现代所用巴戟天为茜草科 Rubiaceae 巴戟属 Marinda 植物巴戟天 *Morinda officinalis* How. 的根。侯宽昭教授将其订为茜草科一新种植物。现行教科书和《药典》均以此为准而收载。

味辛、微温：《本经》言："巴戟天，性微温，味辛。"《临床中药学》言："巴戟天，性微温，味甘、辛。归肾、肝经。"《中华人民共和国药典》载："巴戟天，性微温，味甘、辛。归肾、肝经。"

大风邪气："大风"，中医常见有两种解释。

一是指"风邪"，巴戟天具祛风除湿之功，用于治疗风湿痹痛。历代医家均认为巴戟天具有治疗风邪之功。如《名医别录》："疗头面游风。"《日华子本草》："治一切风。"《本草纲目》："治脚气，去风疾。"《本草备要》："治风湿脚气水肿。"很遗憾现代医药学界不予重视了或很少论及。

二是指"疠风"。疠风，又名大风、癞病、大风恶疾、大麻风、麻风等。《黄帝内经·素问》卷十二·风论篇第四十二："黄帝问曰：风之伤人也，或为寒热，或为热中①，或为寒中②，或为疠风，或为偏枯③，或为风也，其病各异……疠者，有荣气热腑，其气不清，故使其鼻柱坏而色败，皮肤疡溃，风寒客于脉而不去，名曰疠风。"

"大风邪气"，即"风邪"之邪气。

阴痿不起："阴"指男女阴器，也特指男性阳具。"痿"指肢体筋脉弛缓，软弱无力，严重者手不能握物，足不能任身，肘、腕、膝、踝等关键知觉脱失，渐至肌肉萎缩而不能随意运动的一种病证。

《黄帝内经·素问》卷十二·痿论篇第四十四："黄帝问曰：五脏使人痿何也？岐伯对曰：肺主身之皮毛，心主身之血脉，肝主身之筋膜，脾主身之肌肉，肾主身之骨髓。故肺热叶焦，则皮毛虚弱急薄，著则生痿躄也……"巴戟天入肾，安五脏，则诸疾治之也。

"阴痿"出自《黄帝内经·灵枢》卷一·邪气脏腑病形第四："肾脉急甚为骨癫疾，微急为沉厥奔豚，足不收，不得前后。缓甚为折脊；微缓为洞，洞者，食不化，下嗌还出。大甚为阴痿……"

"阴痿"，即指男子"阳痿"。《景岳全书》卷三十二杂证谟·阳痿条："邪气脏腑病形篇曰：肾脉大甚为阴痿……凡男子阳痿不起，多由命

---

① 热中：指病邪稽留体内，不得外出，表现为里热症状叫做"热中"。

② 寒中：指阳气素虚，病邪侵入人体后，表现为里寒症状，叫作"寒中"。

③ 偏枯：指风邪所致之半身不遂，即中风之后遗症。

门火衰,精气虚冷,或以七情劳倦,损伤生阳之气,多致此证……""阳痿"指男子未到性功能衰退时期,出现阴茎不举,或举而不坚、不久的病证。多因房劳过度,命门火衰所致;亦有因肝肾虚久,心脾受损,惊恐不释,抑郁伤肝所致等。"阴痿不起"即指阳痿不举,举而不久、不坚。

强筋骨:中医认为,肾主骨,肝主筋,肝肾同源。因巴戟天主补肾阳不足,筋骨痿弱,腰膝酸痛,步履困难。故《本经》言:"强筋骨。"

安五脏:"五脏"即心、肝、脾、肺、肾五个脏器的合称。

《黄帝内经·素问》卷三·五脏别论篇第十一:"所谓五脏者,藏精气而不泻也,故满而不能实。"《黄帝内经·灵枢》卷七·本脏篇第四十七:"五脏者,所以藏精神血气魂魄者也。"

根据中医藏象学说,五脏是人体生命活动的中心、精神意识活动分属于五脏,加上六腑的配合,把人体表里组织器官联系起来,构成一个统一的整体。

补中:"中"指中焦脾胃,亦指心、肝、脾、肺、肾五脏。"补中"即补中焦脾胃,亦指补五脏,与安五脏同意。

增志,益气:与安五脏、补中相关。因五脏是人体生命活动的中心。五脏安,则身体健。增志、益气均为巴戟天温补阳气而为。"安五脏,补中,增志,益气",均是对巴戟天补益作用的描述,尤其补益肝肾作用。

药物解读

《中华人民共和国药典》2015 年版一部收载:巴戟天,茜草科植物巴戟天 *Morinda officinalis* How. 的干燥根。

【性味归经】性微温,味甘、辛。归肾、肝经。

【功能主治】补肾阳、强筋骨,祛风湿。用于治疗阳痿遗精,功能不孕,月经不调,少腹冷痛,风湿痹痛,筋骨痿软等。

【鉴别要点】

药材鉴别要点　巴戟天药材呈扁圆柱形,略弯曲,长短不等,直径0.5～2cm,表面灰黄色至暗灰色,具纵纹和横裂纹,有的皮部横向断离露出木部。质韧,断面皮部厚,紫色至淡紫色,易与木部剥离。木部坚硬,断面形成小齿轮,黄棕色至黄白色,直径 1～5mm,气微,味甘而微涩。

饮片鉴别要点　饮片横切,呈扁圆柱形短段,段长约10mm,或呈不规则块状,表面灰黄色至暗灰色,具纵纹和横裂纹。切面皮部厚,紫色至淡紫色,中空,气微,味甘而微涩。

【拓展阅读——目前各地所用常见非正品品种】

1. 茜草科虎刺属植物四川虎刺 *Damnacathus officinarum* Huang. 的根。商品药材称恩施巴戟。

2. 茜草科虎刺属植物 *Damnacanthus indicus*（Linn.）Gaertn. 的根。民间亦称巴戟。

3. 木兰科五味子属植物铁箍散 *Schisandra propinqua*（Wall.）Baill. var. sinensis Oliv. 的根。四川习称香巴戟。

4. 木兰科五味子属植物南五味子 *Kadsura longipedunculata* Finet et Gagnep. 的根。本品又称川巴戟。

以上品种均主产于巴郡。

【临床药师、临床医师注意事项】

现今中医临床所用巴戟天非《神农本草经》所收载的巴戟天,即现今所用巴戟天之性味功效不知是否与《神农本草经》所载性味功效相同。

目前《中国药典》所载巴戟天法定品种外,各地传统所用"巴戟天"品种,是否是《神农本草经》所载品种之一,或者说某一品种的临床疗效比现行法定品种更好,不得而知。

医籍选论

巴戟天,一名不凋草,始出巴郡及下邳山谷,今江淮河东州郡亦有,然不及川蜀者佳。叶似茗,经冬不凋,根如连珠,白紫色,以连珠多,肉厚者为胜。

巴戟生于巴蜀,气味辛甘,禀太阴金土之气化。其性微温,经冬不凋,又禀太阳标阳之气化。主治大风邪气者,得太阴之金气,金能制风也。治阴痿不起,强筋骨者,得太阳之标阳,阳能益阴也。安五脏,补中者,得太阴之土气,土气盛,则安五脏而补中。增志者,肾藏志而属水,太阳天气,下连于水也。益气者,肺主气而属金,太阴天气,外合于肺也。

—— 清·张志聪《本草崇原》

《本经》以"主大风"三字提纲两见:一见于巴戟天,一见于防风。阴阳造化之机,一言逗出。《金匮》云:风能生万物,亦能害万物。防风主除风之害,巴戟天主得风之益,不得滑口读出,盖人居大块之中,乘气以行,必息呼吸不能顷刻去风。风即是气,风气通于肝,和风生人,疾风杀人。其主大风者,谓其能化疾风为和风也。邪气者,五行正气不得风而失去和。木无风则无以遂其条达之情,火无风则无以遂其炎上之性,金无风则无以成其坚劲之体,水无风则潮不上,土无风则植不蕃。一得巴戟天之用,则到处皆春而邪气去矣。邪气去而五脏安,自不待言也。

况肝之为言敢也,肝阳之气,行于宗筋而阴痿起;行于肾脏,肾藏志而志增,肾主骨而骨强;行于脾脏,则震坤合德,土木不害而中可补。

益气二字,又总结通章之义。气即风也,遂而散之;风散则为气散,生而亦死;益而和之,气和即为风和,死可回生。非明于生杀消长之道者,不可以语此也。

叶天士云:淫羊藿治阴虚阴痿,巴戟天治阳虚阳痿。

—— 清·陈修园《神农本草经读》

巴戟天气微温,禀天春升之木气,入足厥阴肝经;味辛甘无毒,得地金土二味,入足阳明燥金胃经。气味俱升,阳也。

风气通肝,巴戟入肝,辛甘发散,主大风邪气,散而泻之也。

阴者宗筋也,宗筋属肝,痿而不起,则肝已全无鼓动之阳矣;巴戟气温益阳,所以主之。盖巴戟治阳虚之痿,淫羊藿治阴虚之痿也。

肝主筋,肾主骨;辛温益肝肾,故能强筋骨也。胃者五脏之原、十二经之长;辛甘入胃,温助胃阳,则五脏皆安也。胃为中央土,土温则中自补矣,肾统气而藏志;巴戟气温益肝,肝者敢也,肝气不馁,则不耗肾,而志气增益也。

—— 清·叶天士《本草经解》

巴戟天,味辛、甘,微温,入足少阴肾、足厥阴肝经。强筋健骨,蜜精壮阳。巴戟天温补精血,滋益宗筋,治阳痿精滑,鬼交梦遗,驱逐脉风,消除痂癞。去梗,酒浸,蒸晒。

——清·黄元御《玉楸药解》

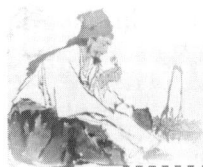

萆薢 Bixie

附：绵萆薢 Mianbixie、粉萆薢 Fenbixie

【处方用名】萆薢——百合科 Liliaceae.

【经文】萆薢，味苦平。主腰背痛，强骨节，风寒湿，周痹，恶创不瘳，热气。生山谷。

本经要义

萆薢：萆薢一药，在古代至少包括两个科植物：薯蓣科 DIoscoreaceae 薯蓣属 Dioscorea 植物和百合科 Liliaceae 菝葜属 Smiyax 植物。现时商品萆薢有粉萆薢、绵萆薢、红萆薢、白萆薢、土萆薢等，品种复杂。

历代本草溯源

《名医别录》："萆薢，味甘，无毒。主治伤中恚①怒，阴痿失溺，关节老血，老人五缓。一名赤节。生真定。二月、八月采根，暴干。"

按：《本经》《名医别录》均言用其根，但未明示是什么品种。从"一名赤节"，可判定为"红萆薢"。

《本草经集注》："萆薢，味苦、甘，平，无毒……今处处有，亦似菝葜而小异，根大，不甚角解，色小浅。"

---

① 恚：hui，恼恨，发怒。

萆薢，味苦平。主腰背痛，强骨節，風寒濕，周痹，惡創不瘳，熱氣。生山谷。

菝葜,味甘,平,温。无毒。主治腰背寒痛,风痹,益血气,止小便利。生山野。二月、八月采根,暴干。

按:陶弘景言:似菝葜而小异,根大,不甚角节。"角节"系指百合科红萆薢之乳头状突起的钉包。菝葜……主治腰痛寒痛,风痹,益血气,止小便利。是指"红萆薢"之功效。

陶弘景同时收载萆薢和菝葜,并明确指出,萆薢"似草薢",菝葜味百合科植物。从性味功用看,《名医别录》萆薢似同《本草经集注》之菝葜,而《本草经集注》之萆薢更似同《本经》萆薢。即为百合科菝葜属植物菝葜 Smilax glauco-china Warb. 的根茎。

《图经本草》:"萆薢,生真定①山谷。今河陕京东、荆蜀诸郡有之。根黄白色,多节,二指许大,苗叶俱青,作蔓生,叶作三叉,似山芋,又似绿豆叶,花有黄、红、白数种,亦有无花结白子者。春秋采根暴干。旧说此药二种:茎有刺者,根白实;无刺者,根虚软,以软者为胜。今成德军(即成德府,河北正定)所产者,根亦如山芋体硬,其苗引蔓,叶似荞麦。子三棱,不拘时月采其根,用利刀切作片子,暴干用之。"

按:其所附药图"成德军萆薢"应为薯蓣科植物。所附"邛州萆薢"则为百合科植物。

李时珍在《本草纲目》菝葜条云:"菝葜……江浙人谓之菝葜根,亦曰金刚根,楚人谓之铁菱角,皆状其坚而有尖刺也。"时珍所言正是现今《四川省中药材标准》所收载之"萆薢"。李时珍又言:"菝葜山野中甚多。其茎似蔓而坚强,植生有刺。其叶团大,状如马蹄,光泽似柿叶,不类冬青。秋开黄花,结红子。其根甚硬,有硬须如刺。其叶煎饮酸涩。野人采其根叶,入染家,名铁菱角。"这是李时珍对"萆薢"的红色和药材形状作了非常精当描述。

按:从以上论述可知,古代本草文献所言萆薢,至少有两个科的植物,即薯蓣科 Dioscoreaceae 薯蓣属 Dioscorea 植物和百合科 Liliaceae 菝葜属 Smiyax 植物。《名医别录》所言"赤节",是指其外皮和断面为赤色者而言,相当于现今之"红萆薢",即现今中医处方用名"萆薢"。而"白萆薢"则是指断面白色而言。苏敬在《新修本草》菝葜条中云:"此有三种,大略根苗相类……萆薢有刺者,叶相类,根

---

① 真定,即正定。属今河北省。

不相类,草薢细长而白,草薢根作块结,黄赤色。"。所谓细长而白,即为薯蓣科薯蓣属植物粉草薢等一类;而"菝葜根作块结,黄赤色",就是百合科菝葜属植物"草薢",别称"红草薢"。

现今医药市场,草薢入药品种繁多,有粉草薢、绵草薢、红草薢、土草薢、山草薢、红土苓等。而中医药界及处方用药,直呼"草薢"者,只有百合科菝葜属植物无刺菝葜 *Smilax mairei* Lecl 和有刺菝葜 *Smilax china* L. 等品种的地下根茎。历史上陕西、云南、贵州、甘肃、山西等省区所用草薢均为百合科菝葜属植物的根茎。

为了统一中医处方用名,做到一药一名,名副其实。本文以《四川省中药材标准》2010 年版和《四川省中药饮片炮制规范》2015 年版所收载之"草薢"为中医用药之处方用名。

味苦平:《本经》言:草薢,性平,味甘。《四川省中药炮制规范》:草薢,性平,味甘酸。归肾、肝经。《中国药典》与《临床中药学》载:粉草薢,性平,味苦。归肾、胃经。绵草薢,性平,味苦。归肾、胃经。

腰背痛:指腰及背脊部牵引作痛。《黄帝内经灵枢》卷六·五癃津液别第三十六:"阴阳不和,则使液溢而下流于阴,髓液皆减而下,下过度则虚,虚故腰背痛而胫酸。"

腰背痛多因肾气虚弱,风湿承袭经络所致。治宜补益脾肾,祛风除湿为主。方用独活寄生汤。若因久坐而时作腰背痛者,则宜补中益气汤。

强骨节:"强",中医学术语。指中气旺盛。《黄帝内经素问》卷五·脉要精微论篇第十七:"五脏者,身之强也……得强则生,失强则死。"王冰注:"强,谓中气强固以镇守也。"

"骨节"古代中医解剖名称,指人体关节。又称骨节间,枢机,曲转处等。《黄帝内经灵枢》卷七·本脏第四十七:"经脉者,所以行血气而营阴阳,濡筋骨,利关节者也……是故血和则经脉流行,营复阴阳,筋骨劲强,关节清利矣。"

"强骨节",指草薢能治疗寒湿或湿热积滞所致之腰背疼痛,骨节风寒湿痹,可强壮关节。

风寒湿:指风、寒、湿、暑、燥、火六种病邪(又称六淫)之风邪、寒邪、湿邪。风、寒、湿三邪常合并侵袭人体肢体经络而导致肢节疼痛、麻木、屈伸不利等病证。《黄帝内经素问》卷十二·痹论篇第四十四："风寒湿三气杂至，合而为痹也。其风气胜者为行痹①，寒气胜者为痛痹②，湿气胜者为著痹也③。"

周痹：痹证之一种。指因气虚、风寒湿邪侵入血脉、肌肉所致。《黄帝内经灵枢》卷五·周痹第二十七："黄帝问于岐伯曰：周痹之在身也，上下移徙随其脉，上下左右相应，间不容空，愿闻此痛，在血脉之中邪……岐伯答曰：此众痹也，非周痹也……周痹者，在于血脉中也，随脉以上，随脉以下，不能左右，各当其所。"

"周痹"症见周身疼痛，沉重麻木，项背拘急，脉濡濇。治宜益气和营，祛邪通痹。常用方剂：蠲痹汤。

恶創不瘳："恶創"，"創"通"疮"。"恶疮"，凡疮疡表现为焮肿痛痒，溃烂后浸淫不休，经久不愈者，统称为恶疮。多由风热挟湿毒之气所致。

"瘳"④，病愈之意。"不瘳"，即不愈。《黄帝内经素问》卷十二·痹论篇第四十三："五脏有俞，六腑有合，循脉之分，各有所发，各治其过则病瘳也。"

"恶疮不瘳"，现今是指难以治愈或反复发作的皮肤病或外科感染性疾患。这种恶疮的特点是长时间流脓汁或流血水，久不收口。从临床表现来认识，与湿邪有关，萆薢能够祛湿，故可用于湿疹、湿疮、阴囊湿疹等疾患的治疗。

热气：中医专用术语，有三义。

一是指六气之一。夏令主气，也是自然界致病因素之一。《黄帝内经素问》卷十·疟论篇第三十五："阳盛则外热，阴虚则内热，外内皆热则喘而渴，故欲冷饮也。此皆得之夏伤于暑，热气盛，藏于皮肤之内，肠胃之外，此荣气之所舍也。"

二是指表病因病理学名词。指气机不宣。阳气郁积而变化为可导致

---

① 行痹：指因感受风邪而出现之肢体关节疼痛，痛处游走不定的痹症。

② 痛痹：指因感受寒邪而出现的肢体关节疼痛剧烈，痛有定处，得热痛减的痹症。

③ 著痹：指因感受湿邪而出现的肢体关节沉重酸痛，或有肿胀，痛有定处，活动不便，肌肤麻木不仁的痹症。

④ 瘳：chou，音抽。

疾病的邪气。《黄帝内经素问》卷十一·举痛论篇第三十九："悲则心系急，肺布叶举，而上焦不通，荣卫不散，热气在中，故气消矣（悲则气消）。"

三是指阳气。《黄帝内经素问》卷二·阴阳应象大论篇第五："寒气生浊，热气生清。"此处热气，是指寒湿之病邪，或指湿热下注病变，或湿热中阻等病变。

药物解读

《四川省中药材标准》2010 年版、《四川省中药饮片炮制规范》2015 年版收载:萆薢，为百合科植物黑果菝葜 *Smilax glauco-china* Warb. 长托菝葜 *Smilax ferox* Wall. ex Kunth. 的干燥根茎。

【性味归经】性平，味甘酸。归肾、肝经。

【功能主治】祛风利湿，解毒散肿。用于治疗风湿痹痛，关节不利，皮肤风癣，腰背疼痛，膏淋，白浊，带下痢，疮痈。

【鉴别要点】

药材鉴别要点 药材呈不规则或弯曲圆柱形，有结节状隆起，并可见乳头状突起的疔包，表面黄棕色或紫棕色，质坚硬，难折断，折断面有粉尘飞扬。断面呈纤维状，习称筋脉。气微，味微苦、涩。

饮片鉴别要点 萆薢饮片呈不规则的厚片，厚薄不一，厚 0.2～1cm，边缘黄褐色，具乳头状突起的疔包，切面红棕色至淡红棕色，粗糙，有的可见微凸起的黄色散在纤维小点。气微，味涩。

【拓展阅读——中药饮片鉴别专用术语】

粉尘 泛指中药饮片折断或破碎时飞扬出来的粉状物质。

筋脉 指中药饮片组织内的纤维束或维管束。中药饮片（药材）折断后，其纤维束或维管束呈参差不齐的丝状，犹如人体之筋脉，故又称之为"筋"。其在整齐的中药饮片切面上所表现出来的点状痕迹称之为"筋脉点"。其较大的维管束又称"筋脉纹"。

【临床药师、临床医师注意事项】

长久以来，在中医药界作为萆薢入药品种极为复杂，主要包括百合科和薯蓣科植物的根茎。

百合科植物有以下几种:

1. 菝葜 *Smilax china* L. 又名:金刚藤。

2. 尖叶菝葜 *Smilax glabra* Roxb. 又名：土茯苓，川萆薢。

3. 无刺菝葜 *Smilax mairei* Levl. 又名：红土苓，红萆薢。

4. 暗色菝葜 *Smilax lanceaefolia* Rox. var. opaca A. DC. 又称白土苓。

5. 粉菝葜 *Smilax glauco-china* Warb. 又名黑果菝葜。

6. 长托菝葜 *Smilax ferox* Wall. ex Kunth. 又名：萆薢、川萆薢。

薯蓣科植物有以下几种：

7. 绵萆薢 *Dioscorea septemloba* Thunb.

8. 粉背萆薢 *Dioscorea hypoglauca* Palibia. 又名白萆薢。

9. 福州萆薢 *Dioscorea futschanensis* Uline. ex R. Rnuth.

10. 叉蕊萆薢 *Dioscorea collettii* Hook. f.

11. 山萆薢 *Dioscorea tokora* Mak.

12. 白萆薢 *Dioscorea gracillima* Miq.

医籍选论

萆薢处处有之，出川蜀……凡草木之根茎，坚硬而骨胜者，主肾；有刺而藤蔓者，走经脉，萆薢骨胜藤蔓，故主治腰脊痛强，骨节风寒而主骨。又，治湿痹、周痹，而主经脉。苦能清热，故治恶疮不瘳之热气。

——清·张志聪《本草崇原》

萆薢，气平，禀天秋降之金气，入手太阴肺经；味苦无毒，得地南方之火味，入手少阴心经。气味俱降，阴也。

太阳寒水经挟脊抵腰中，太阳有湿，则阳气不布，腰脊强而痛矣，太阳经行身表附皮毛而为外卫者也，皮毛者肺之合；萆气平入肺，味苦燥湿，肺之皮毛理而太阳之湿亦逐，所以主腰脊强痛也。

骨节者，节犍之处也，亦属太阳经，湿流孔窍，故风寒湿合而成痹，则周身麻木而骨节更甚也；其主之者，萆薢入肺，肺通调水道，下输膀胱，可以去太阳之湿而理痹也。

恶疮热气皆属心火，萆薢味苦清心，心火退，则疡疮愈而热气解矣。

——清·叶天士《本草经解》

萆薢，气味苦、平，无毒。主腰背痛强，骨节风寒湿周痹，恶疮不瘳。伤中，恚怒，阴痿失溺，老人五缓，关节老白。

——清·陈修园《神农本草经读》（《本草附录》）

绵萆薢　Mianbixie

【处方用名】绵萆薢——薯蓣科 Dioscoreaceae.

"经文"与"经文要义"：详见"萆薢"条。可互参。

《中华人民共和国药典》2015 年版一部收载：绵萆薢，为薯蓣科植物绵萆薢 *Dioscorea spingiosa* J. Q. Xi, M. Mizuno et W. L. Zhao. 福州薯蓣 *Dioscorea futschauensis* Uline. ex R. Kunth. 的干燥根茎。

【性味归经】性平，味苦。归肾、胃经。

【功能主治】利湿去浊，祛风除痹。用于治疗膏淋，白浊，白带过多，风湿痹痛，关节不利，腰膝疼痛。

【药材鉴别要点】

药材略呈圆柱形或不规则条块状，有结节状隆起，外表面棕色至黄褐色，具稀疏的根茎，基部呈圆锥状凸起，横断面灰白色至浅灰棕色，可见散在的黄棕色点状维管束。质疏松，略呈海绵状。气微，味微苦。

【临床药师、临床医师注意事项】

按中药处方用名书写和中药调配规范，该品种处方用名只能书写：绵萆薢。

粉萆薢　Fenbixie

【处方用名】粉萆薢——薯蓣科 Dioscoreaeceae.

"经文"与"本经要义"：详见"萆薢"条，可互参。

《中华人民共和国药典》2015 年版一部收载：粉萆薢，为薯蓣科植物粉背萆薢 *Dioscorea hypoglauca* Palibin. 的干燥根茎。

【性味归经】性平，味苦。归肾、胃经。

【功能主治】利湿去浊，祛风除痹。用于治疗膏淋，白浊，白带过多，风湿痹痛，关节不利，腰膝疼痛。

【鉴别要点】

药材鉴别要点　药材呈竹节状，类圆柱形，有分枝，表面皱缩，常残留有茎枯瘢痕及未除尽的细长须根。外皮棕黑色至灰棕色。断面黄白色至淡灰棕色，有黄色筋脉点或筋脉纹散在。质松，略有弹性。气微，味苦，微辛。

饮片鉴别要点　片呈不规则的薄片,片厚约 0.5mm,边缘不整齐,大小不一,有的饮片可见棕黑色或灰棕色的外皮。饮片切面黄白色至淡灰棕色,维管束呈小点状散在。质疏松,略有弹性,易折断,新断面近外皮处显淡黄色。气微,味苦、微辛。

【临床药师、临床医师注意事项】

按中药处方用名书写和中药调配规范,该品种处方用名只能书写:粉萆薢。

防风 Fangfeng

防風,味甘溫,無毒。主大風,頭眩痛,惡風,風邪,目盲無所見,風行周身,骨節疼痹,煩滿。久服輕身。一名銅芸。生川澤。

【处方用名】防风——伞形科 Umbelliferae.

【经文】防风,味甘温,无毒。主大风,头眩痛,恶风,风邪,目盲无所见,风行周身,骨节疼痹,烦满。久服轻身。一名铜芸。生川泽。

本经要义

防风:防风,古文献又名屏风草。古人认为:因其具有预防风邪之功,故有防风之名。李时珍在其《本草纲目》中云:"防者,御也。其功疗风最要,故名。屏风者,防风隐语也。"

防风为中医最常用祛风除湿,发汗解表药。常用于治疗风寒感冒、头痛无汗、偏头痛、风寒湿痹、关节疼痛、破伤风等,是中医治疗风病要药。如中医常用方剂:玉真散、玉屏风散、防风汤等之主药。

本草溯源

《吴普本草》:"神农、黄帝、岐伯、桐君、雷公、扁鹊:甘,无毒。李氏[1]:小寒,或生邯郸、上蔡[2]。正月生,叶细圆,青黑、黄白,五月华(花)黄,六月实黑。二月、十月采根。日乾。"

---

[1] 李氏:李当之,三国时期名医,华佗弟子,《药录》著者。

[2] 上蔡:今河南上蔡县西南。

瑯邪（今山东胶南诸城县一带）者良。

《图经本草》："防风，生沙苑川泽及邯郸上蔡……根土黄色，与蜀葵相类。茎、叶俱青绿色，茎深而叶淡，似青蒿而短小，初时嫩紫，作菜茹极爽口。五月开细白花，中心攒聚，作大房，似莳萝花。实似胡荽，二月、十月采根，暴干。"

苏颂所言，即所附药图"解州防风"。正如谢宗万教授生前所言：解州防风图，根稍弯曲，无侧根，根头顶部有多数毛状茎生叶柄残基，伞形花序顶生，叶片细裂，其形态与现今药用防风（关防风）相符。产地解州，在今山西省境内。山西所产防风与关防风同科同属同种。清·吴其濬《植物名实图考》所载防风及所附药图与"解州防风"一致。由此可推断，解州防风为我国传统药用防风，且一直延续至今未发生变化。

但《图经本草》同时记载有"河中府防风""齐州防风""同洲防风"以及后来诸多本草文献所记载之防风，均不是解州防风，应视为防风伪品，或为地方习用品，或不能成为道地品种。

大风：即疠风，中医病名，又称癞病、大风恶疾、大麻风、麻风。因体虚感受暴疠风毒，或接触传染，内侵血脉而成。初起患处麻木不仁，次成红斑，继则肿溃无脓，久之可蔓延至全身肌肤，出现眉落、目损、鼻崩、唇裂（如同狮面）、足底穿等重症。

《黄帝内经素问》卷十二·风论篇第四十二："疠者，有荣气热胕，其气不清，故使其鼻柱坏而色败，皮肤疡溃，风寒客于脉而不去，名曰疠风。"治宜祛风化湿，活血杀虫。本病为慢性传染皮肤病，必须隔离治疗。国家有专门的法规政策和治疗方案。

头眩痛：中医病证名，指头眩、头痛。

头眩，指头部眩晕。"眩"，眼花。"晕"，头旋。眩晕，包括真眩晕和常见的头晕眼花。外感六淫，内伤气血脏腑，皆可导致眩晕，而以风火、湿痰、正虚者居多。如头晕而感觉自身或景物旋转，站立不稳，并伴呕吐者，称为真眩晕。外感眩晕，有风眩、风热眩晕、风寒眩晕、燥火眩晕、暑湿眩晕、中暑眩晕等。内伤眩晕有气虚眩晕、阳虚眩晕、血虚眩晕、失血眩晕、肾虚眩晕、停饮眩晕、风痰眩晕等。

《黄帝内经》卷二十二·至真要大论篇第七十四:"诸风掉眩,皆属于肝。"

《金匮要略》上卷·中风历节病脉证并治第五:"诸肢节疼痛,身体尪羸,脚肿如脱,头眩短气,温温欲吐,桂枝芍药知母汤主之。"

头痛,亦称"头疼"。《黄帝内经素问》卷五·平人气象论篇第十八:"欲知寸口太过与不及,寸口之脉中手短者,曰头痛。"

头为诸阳之会,精明之府,五脏六腑之气血皆上会与此。凡六淫外感,脏腑内伤,导致阳气阻塞,浊邪上踞,肝阳上亢,精髓气血亏损,经络运行失常等,均能导致头痛。

从病因分:有外感头痛(感冒头痛、厥阴头痛、风寒头痛、风热头痛、风湿头痛),内伤头痛(气虚头痛、阳虚头痛、血虚头痛、阴虚头痛、肝阳头痛、伤食头痛、伤酒头痛)。

从经络分:有三阳头痛(太阳头痛、阳明头痛、少阳头痛),三阴头痛(太阴头痛、少阴头痛、厥阴头痛)。

从病情轻重,病程长短,发作规律及疼痛部位又分:真头痛、头风、偏头痛、雷头痛、脑风、巅顶痛等。

恶风:恶,wu,音误。"恶风"有两义。

一是病证名。即怕风。多因外邪伤卫所致。《黄帝内经素问》卷十二·风论篇第四十二:"肺风之状,多汗恶风……心风之状,多汗恶风……肝风之状,多汗恶风……脾风之状,多汗恶风……肾风之状,多汗恶风……胃风之状,多汗恶风……头风之状,头面多汗恶风……漏风之状,或多汗,常不可单衣,食则汗出,甚则身汗,喘息恶风……"

二是指病邪。此处"恶",读作 e,音厄。指风邪之中人凶恶者。《黄帝内经素问》卷五·脉要精微论篇第十七:"……粗大者,阴不足阳有余,为热中也。来疾去徐,上实下虚,为厥巅疾;来徐去疾,上虚下实,为恶风也。故中恶风者,阳气受也。"

风邪:六淫之一。属阳邪,为外感疾病的先导。故凡外感多有风证,并常与其他病邪结合而致病,如风热、风寒、风湿、风燥等。《黄帝内经素问》卷十二·风论篇第四十二:"风者百病之长也,至其变化乃为他病也,无常方,然致有风气也。"又云:"风气藏于皮肤之间,内不得通,外不得泄,风者善行而数变,腠理开则洒然寒,闭则热而闷,其寒也则衰食饮,其热也则消肌肉,故使人忧栗而不能食,名曰寒热。"

目盲:"目",人的眼睛。《说文·目部》:"目,人眼。"《黄帝内经素问》卷二·阴阳应象大论篇第五:"东方生风……其在天为玄,在人为道……在窍为目,在味为酸,在志为怒。""盲",眼睛失明。《说文·目部》:"盲,目无牟子。"《释名·释疾病》:"盲,茫也,茫茫无所见也。"《老子》第十二章:"五色令人目盲。""无所见",即目盲。

中医认为,风邪上攻可导致视物昏花,即风邪上攻能致目疾。目盲与风邪有关。防风为风家要药,故主之。

风行周身:风的性质,善走串,全身无处不到,故《本经》言:"风行周身。"

骨节疼痹:"骨节"指人体关节,中医又称"骨节间""枢机""曲转处"等。《黄帝内经灵枢》卷七·本脏第四十七:"经脉者,所以行血气而营阴阳,濡筋骨,利关节者也……是故血和则经脉流行,营复阴阳,筋骨劲强,关节清利矣。"

"疼痹"中"疼",指中医痹证。《释名·释疾病》:"疼,痹也,气疼疼然烦也。"毕沅疏证:"今本作'卑',无'也'字,据《一切经音义》引改增。《说文》:'痹,湿病也'。"又泛指病。《字汇补·疒部》:"疼,《字义总略》:'病也'"。"疼",又通"痛"。《灵枢·刺节真邪》:"寒胜其热,则肉痛骨枯。"

"疼痹",又称"痛痹"。即称寒痹、痛风。《黄帝内经素问》卷十二·痹论篇第四十三:"风寒湿三气杂至,合而为痹。其风气胜者为行痹,寒气胜者为痛痹,湿气胜者为著痹也。""痛痹"因感受寒邪而出现的肢体关节疼痛剧烈,痛有定处,得热痛减的痹证。"骨节疼痹"实指周身关节之痹证。

烦满:患者因周身关节疼痛而心烦意乱。

"烦"有二义。

一是指热头痛。《说文·页部》:"烦,热头痛也。"引申为烦躁,烦闷。《玉篇·页部》:"烦,愤闷,烦乱也。"《黄帝内经素问》卷一·生气通天论篇第三:"因于暑、汗,烦则喘渴,静则多言。"王冰注:"烦,谓烦躁。"曹禺《雷雨》第一幕:"像是家里住的太久了,烦得很。"

二是指烦乱,纠结。《周礼·考工记·弓人》:"夏治筋则不烦。"郑玄注:"烦,乱也。"

"满",中医病证。表郁闷,闷塞不畅。

《黄帝内经素问》卷九·热论篇第三十:"伤寒一日,巨阳受之……四日太阴受之,太阴脉布胃中络于嗌,故腹满而嗌干。""满"通"懑",烦闷之意。

《史记·扁鹊仓公列传》:"济北王病,召臣意诊其脉,曰:'风蹶胸满。'"

《老残游记》第三十四章:"如今以汗下失治,阴液枯槁,木气失荣,则郁勃而为怒。戊己受制,肺金失养,中气不能转运,必至下胀而上满。"

久服轻身:无病一身轻。防风善治一切风证,且为"风药中之润剂",药性平和,又为上品之药。故《本经》言"久服轻身"。

药物解读

《中华人民共和国药典》2015 年版一部收载:防风,为伞形科植物防风 *Saposhnikovia divaricara*(Turcz.)Schischk. 的干燥根。

【性味归经】性微温,味辛、甘。归膀胱、肝、脾经。

【功能主治】祛风解表,胜湿止痛,止痉。用于治疗感冒头痛,风湿痹痛,风疹瘙痒,破伤风。

【鉴别要点】

药材鉴别要点 防风药材呈长圆锥形或长圆柱形,下部渐细,有的略弯曲,长 15～30cm,直径 0.5～2cm,表面灰棕色,粗糙,有纵皱纹,多数横长皮孔样突起及点状之细根痕。根头部有明显密集的环纹(俗称蚯蚓头),有的环纹上残存棕褐色毛状叶基(俗称扫帚头)。体轻,质松,易折断,断面不平坦,皮部浅棕色,有裂隙,木部浅黄色,最中心为黄色,外层为浅黄白色(俗称凤眼圈),气特异,味微甜。

饮片鉴别要点 饮片为横切厚片,片厚 4mm,呈圆形或椭圆形。外表皮灰棕色,具纵皱纹,有的可见横长皮孔样突起,密集的环纹或残存的毛状叶基。饮片切面皮部浅棕色,有裂隙,木部浅黄色,具放射状纹理(俗称菊花心),气特异,味微甜。

【拓展阅读——中药饮片鉴别专用术语】

扫帚头 特指防风头顶部具有的棕色或棕褐色的毛状残存叶基,形如扫帚。

蚯蚓头 特指中药材根头部具有明显密集的环纹,又称"旗杆顶"。

菊花心 特指中药材、中药饮片横断面或饮片切面的纹理,形如开放的菊花,又称"菊花纹"。

凤眼圈　特指防风饮片有一黄色圆心,其外层为浅黄白色,如传说中的凤凰的眼睛。

【拓展阅读——关于"云防风"之解读】

另有"云防风"一名,有两义。

一是指竹叶防风(竹叶西凤芹)*Seseli mairei* Wolff. 在云南称云防风;伞形科藁本属 Ligusticum 植物短片藁本 *Ligusticum brachylobum* Franch. 在云南称川防风、云防风。以上品种在云南、贵州和四川部分地区当防风应用,习称"云防风"。

二是指防风的加工炮制品规格标准。历史上传统中医药对防风的炮制要求:防风药材经洗后润透,切成极薄片,片厚0.5mm以下。将切好的方法极薄片放入手心中,用口吹,防风饮片飞上天,如云中飞片,故名"云防风"。

【临床药师、临床医师注意事项】

1. 伞形科 Umbelliferae 防风属 Saposhnikovla 植物,仅防风 *Saposhnikova divaricara*(Furcz.)Schischk. 一种。目前市场上和医院应用防风饮片,是防风的野生品种和人工栽培种,其主要鉴别要点是在横断面或饮片切面,野生品种:有裂隙,菊花心,红眼圈(凤眼圈)明显,气味浓烈,味微甘而辛;人工栽培品种:皮部类白色,裂隙不明显,红眼圈(凤眼圈)不明显,或无,气味较淡,味微甘,无辛味。

2. 目前市面上作为防风入药品有很多种,但均不是防风属品种。如川防风,《四川省中药材标准》2010 年版收载:川防风:①伞形科前胡属 Peucedanum 植物竹节防风 *Peucedanum dielsianum* Fedde. Et Wolff. ②伞形科邪蒿属 Seseli 植物松叶西凤芹 *Seseli yunnanense* Franch. 竹叶西凤芹 *Seseli mairei* Wolff. 的干燥根及根茎。前者习称竹防风,后者习称西防风。其性味功能主治均同防风。

医籍选论

防风茎、叶、花、实,兼备五色,其味甘,其质黄,其臭香,禀土运之专精,治周身之风证。盖土气厚,则风可屏,故名防风。风淫于头,则大风头眩痛。申明大风者,乃恶风之风邪,眩痛不已,必至目盲无所见,而防风能治之。又,风邪行于周身,甚至骨节疼痛,而防风亦能治之,久服则土气盛,故轻身。

元人王好古曰:病头痛、肢节痛、一身尽痛,非羌活不能除,乃却乱反正之主君药也。李东垣曰:防风治一身尽痛,随所引而至,乃卒伍卑贱之职也。

——清·张志聪《本草崇原》

防风治周身之风,乃风药之统领也。

—— 清·徐大椿《神农本草经百种录》

防风味甘、辛,入足厥阴肝经。燥己土而泻湿,达乙木而息风。《金匮》桂枝芍药知母汤方在桂枝。用之治历节疼痛,以其燥湿而舒筋脉也。薯蓣丸方在薯蓣。用之治虚劳,风气百病,以其燥湿而达木郁也。竹叶汤方在竹叶。用之治产后中风,发热面赤,以其疏木而发营郁也。

厥阴风木之气,土湿而木气不达,则郁怒而风生。防风辛燥发扬,最泻湿土而达木郁,木达而风自息,非防风之发散风邪也。风木疏泄,则窍开而汗出,风静而汗自收,非防风之收敛肌表也。其诸主治,行经络,逐湿淫,通关节,止疼痛,舒筋脉,伸急挛,活肢节,起瘫痪,清赤眼,收冷泪,敛自汗盗汗,断漏下崩中。

——清·黄元御《长沙药解》

防风气温,禀天春木之气而入肝。味甘无毒,得地中之味而入脾。"主大风"三字提纲,详见于巴戟天注,不赘。

风伤阳位,则头痛而眩;风伤皮毛,则为恶风之风;邪风害空窍,则目盲无所见。风行周身者,经络之风也;骨节疼痛者,关节之分也;身重者,病风而不能矫捷也。防风之甘温发散,可以统主之。然温属春和之气,入肝而治风;尤妙在甘以入脾,培土以和水气,其用独神。此理证之易象,于剥复二卦而可悟焉。两土同崩则剥,故大病必顾脾胃;土木无忤则复,故病转必和肝脾。防风驱风之中,大有回生之力;李东垣竟目为卒伍卑贱之品,真门外汉也。

—— 清·陈修园《神农本草经读》

防风气温,禀天春和风木之气,入足厥阴肝经;味甘无毒,得地中正之土味,入足太阴脾经。气味俱升,阳也。

肝为风木,其经与督脉会于巅顶,大风之邪入肝,则行于阳位,故头眩痛,其主之者,温以散之也。

伤风则恶风,恶风风邪,在表之风也。肝开窍于目,目盲无所见,在肝经之风也,风行周身,在经络之风也。骨节疼痛,风在关节而兼湿也,盖有湿则阳气滞而痛也。皆主之者,风气通肝,防风入肝,甘温发散也。脾主肌肉,湿则身重矣。久服轻身者,风剂散湿,且引清阳上达也。

——清·叶天士《本草经解》

葛根　Gegen

附：粉葛根 Fengegen

【处方用名】葛根——豆科 Leguminosae.

【经文】葛根，味甘平。主消渴，身大热，呕吐，诸痹，起阴气，解诸毒。葛谷，主下利，十岁已上。一名鸡齐根。生川谷。

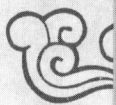

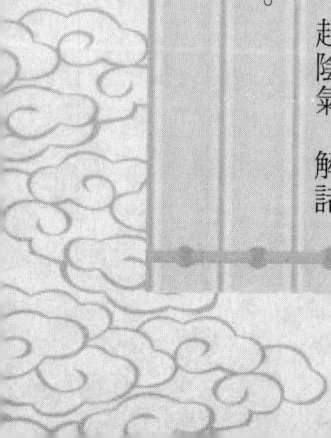

本经要义

葛根：葛根，古代本草文献又名"粉葛根"，具有升阳发表、生津止渴之功。自古以来，葛根与粉葛根常相混用。古人认为粉葛根治病不如葛根，粉葛根主要用以养生与食疗。《伤寒论》中"葛根汤"就是以葛根配伍麻黄、桂枝、芍药、甘草、生姜、大枣而成，用以发表解肌、表证而项背强直以及头晕、头痛等症状。

历代本草溯源

《名医别录》："葛根，无毒。主治伤寒中风头痛，解肌发表出汗，开腠理，疗金疮，止痛，胁风痛，生根汁，大枣，治消渴，伤寒壮热。"

白葛，烧以粉疮，止痛断血。叶，主金疮，止血。花，主消酒。一名鹿藿，一名黄斤。生汶山。五月采根，暴干。

按：葛根，即今日葛根；白葛，应指今之粉葛。

葛根，味甘平。主消渴，身大热，呕吐，诸痹，起阴气，解诸毒。葛谷，主下利，十岁已上。一名鸡齐根。生川谷。

《本草经集注》："葛根，味甘，平，无毒……即今之葛根，人皆蒸食之。当取入土深大者，破而日干之。生者捣取汁饮之，解温病发热……多肉而少筋，甘美。但为药用之，不及此间尔。"

按：陶氏所言"人皆蒸食之……多肉而少筋，甘美"，是指现今粉葛。"但为药用之，不及此间尔。"是指现今葛根。说明粉葛主要用于充肌食品，而入药则用葛根为宜。

《本草拾遗》："葛根，生者破血，合疮，堕胎，解酒毒，身热赤酒黄，小便赤涩，可断谷不饥。根堪作粉。"

按：陈氏所言"根堪作粉"，是指粉葛根。陈藏器在其《本草拾遗》中又单独收载有"葛粉，用裹①小儿热疮妙"。

《图经本草》："葛根，生汶山川谷。今处处有之，江浙尤多。春生苗，引藤蔓，长一二丈，紫色。叶颇似楸叶而青。七月著花，似豌豆花，不结实。根形如手臂，紫黑色，五月五日午时采根，曝干，以入土深者为佳。今人多以作粉食之，甚益人。下品有葛粉条，即谓此也。古方用根。"

按：所附药图"海州葛根"。即现今豆科植物甘葛（俗称甜葛）。

李时珍在《本草纲目》中云："葛有野生，有家种。其蔓延长，取治可作絺绤②。其根外紫内白，长者七八尺。其叶有三尖，如枫叶而长，面青背淡。其花成穗，累累相缀，红紫色，其荚如小黄豆，亦有毛。其子绿色，扁扁如盐梅子核，生嚼腥气，八九月采之，本经所谓葛谷是也。唐苏恭亦言葛谷是实，而宋·苏颂谓葛花不结实，误矣。"

按：李时珍对葛根的植物形态描述非常精当。

据上述论述，可以肯定，古代所用葛根不止一种。除葛根（野生品）、粉葛（家种者），还有其他品种。李时珍所言"其叶有三尖，如枫叶而长，面青背淡……"是指黄葛根（又名葛藤 *Pueraria lobata* (Willd.) Ohwi.），《图经本草》之"海州葛根"药图即为此种。而葛根和粉葛根同等入药，这与现今《药典》和《中药临床药学》所收载一致。

---

① 裹：yi，音邑。意即包扎缠裹。

② 絺绤：絺，音 chi，细葛布。绤，音 xi，粗葛布。

味甘平：《本经》言："葛根，性平，味甘。"《中国药典》载："葛根，性凉，味甘、辛。归脾、胃、肺经。"《中药临床药学》载："葛根，性凉，味甘、辛。归肺、脾、胃经。"

消渴：又名痟渴、消瘅等。详见栝楼根"经文要义"之"消渴"解。可互参。

大热：有广阔的热势，露于体表，叫做大热。身大热，即体表高热。

呕吐：病证名。出自《黄帝内经素问》卷二十一·六元正纪大论篇第七十一："初之气，地气迁，气乃大温，草乃早荣，民乃厉，温病乃作，身热头痛呕吐，肌腠疮疡。"指饮食、痰涎从胃中上涌，自口而出。

呕吐之临床解读

古代文献多以有声无物为呕，有物无声为吐，有物有声为呕吐。现一般以区分，而将有声无物者，称之为干呕。呕吐为胃气失于和降所致，而脾胃虚弱、寒邪犯胃、湿热蕴蒸、痰饮内伏、饮食积滞等，均可导致胃气上逆呕吐。除呕吐食物外，尚有吐苦水、吐清水、吐痰涎、吐蛔等不同情况。治宜和胃降逆，如橘皮汤、小半夏汤等方剂。

诸痹："痹"，病证名，泛指邪气闭阻肢体、经络、脏腑所引起的多种疾病。《黄帝内经素问》卷十二·痹论篇第四十三："黄帝问曰：痹之安生？岐伯对曰：风寒湿三气杂至，合而为痹也。其风气胜者为行痹，寒气胜者为痛痹，湿气胜者为著痹也。帝曰：其有五者何也？岐伯曰：以冬遇此者为骨痹，以春遇此者为筋痹，以夏遇此者为脉痹，以至阴遇此者为肌痹，以秋遇此者为皮痹。"

"诸痹"，即包括中医之所有痹证。

按：除以上痹证外，还包括《黄帝内经》所指气血被病邪闭阻，运行不畅通所引起的病变。根据病邪偏胜和病变部位，证候特点，有风痹、寒痹、湿痹、热痹、历节、痛风、周痹、血痹、气虚痹、血虚痹、心痹、肝痹、脾痹、肺痹、肾痹、肠痹、胞痹等。

起阴气："阴气"与阳气相对，其义有二。

一是泛指事物的两个相反相成的对立面之一。就功能与形态来说，阴气指形态；就脏腑功能来说，指五脏之气；就营卫之气来说，指营气；就运动的方向和性质来说,则行于内的、向下的、抑制的、减弱的、重浊的阴气。《黄帝内经素问》卷二·阴阳应象大论篇第五:"年四十,而阴气自半也,起居衰矣。"

二是指阴器,即外生殖器。《黄帝内经灵枢》卷三·经脉篇第十:"足厥阴气绝则筋绝,厥阴者肝脉也,肝者筋之合也,筋者聚于阴气,而脉络于舌本也。""起阴气",又可理解为葛根之滋阴、生津、止渴,既可用于治疗消渴,又可用于治疗热病口渴等。

解诸毒:"诸毒"指多种毒。本草文献有葛花、葛谷(葛之果实)、葛藤解酒毒之说。此处诸毒,应理解为多种病邪之毒性。

葛谷:即葛的果实。

下利:指泄泻一类疾病。如煨葛根止痢。

十岁以上:"十岁",十年。"十岁以上",即十年以上。

药物解读

《中华人民共和国药典》2015 年版一部收载:葛根,为豆科植物野葛 *Pueraria lobata*(Willd.)Ohwi. 的干燥根。

【性味归经】性凉,味甘、辛。归脾、胃、肺经。

【功能主治】解肌退热,生津止渴,透疹,升阳止泻,通经活络,解酒毒。用于治疗外感发热头痛,项背强痛,口渴,消渴,麻疹不透,热痢,泄泻,眩晕头痛,中风偏瘫,胸痹心痛,酒毒伤中。

【鉴别要点】

药材鉴别要点　药材呈纵切的长方形厚片或小方块。长 5~35cm,厚 0.5~1cm,外表皮淡棕色,有纵皱纹,粗糙。切面黄白色,纹理不明显。质韧,纤维性强。气微,味微甜。

饮片鉴别要点　饮片呈不规则厚片,片厚约 4mm,或边长为 5~12mm 的小方块,俗称葛丁。切片浅黄棕色至棕黄色。质韧,纤维性强。气微,味微甜。

粉葛根　Fengegen

【处方用名】粉葛——豆科 Leguminosae.

"经文"与"经文要义"详见"葛根"条。葛根与粉葛"经文要义"互通。

药物解读

《中华人民共和国药典》2015 年版一部收载：粉葛，为豆科植物甘葛藤 *Pueraria thomsonii* Benth. 的干燥根。

【性味归经】性凉，味甘、性。归脾、胃经。

【功能主治】解肌退热，生津止渴，透疹，升阳止泻，通经活络，解酒毒。用于治疗外感发热头痛，项背强痛，口渴，消渴，麻疹不透，热痢，泄泻，眩晕头痛，中风偏瘫，胸痹心痛，酒毒伤中。

【鉴别要点】

药材鉴别要点　粉葛药材呈圆柱形或类纺锤形，或半圆柱形；长 12 ~ 15cm，直径 4 ~ 8cm，有的为纵切或斜切之厚片，大小不一。表面黄白色至淡棕色，未去外皮的呈灰棕色。体重，质硬，富含粉性，其横切面可见由纤维形成的浅棕色同心性环纹，纵切面可见纤维形成的数条纵纹。气微，味微甜。

饮片鉴别要点　粉葛饮片呈不规则的厚片，片厚约 4mm，或立方小块状，饮片切面表面类白色或黄白色，粉性强，可见纤维形成的同心环或纤维与粉质相间形成的纵纹，周边淡棕色至灰棕色。体重，质硬。气微，味微甜。

【拓展阅读——粉葛根与葛根之前世今生】

粉葛根入药，始载于《神农本草经》。粉葛一名则见载于清代·刘兴（刘善）所著《草本便方》："粉葛壳甘平治痢，花祛肠风醒酒易，叶涂刀伤善治血，藤治喉痹煅服利。"古代已将葛根和粉葛视为两种药，将粉葛，除药用外，将其作为食品，入药为葛根。《本草经集注》："葛根，味甘，平，无毒……即今之葛根，人皆蒸食之。当取入土深大者，破而日干之。生者捣汁饮之，解温病发热……多肉而少筋，甘美。但为药用之，不及此间尔。"是指现今葛根。说明粉葛主要用于充饥和养生，而入药则用葛根为宜。

《本草拾遗》《图经本草》等本草文献，均明确指出，葛根和粉葛的区别点和各自临床作用。李时珍明确指出："葛根野生，有家种……"

依据上述，古今葛根与粉葛的认识与临床应用完全相同：均能用于解肌、升阳止泻、生津止渴。然葛根偏重于解肌发表，升阳止泻，善解项背肌肉拘急挛痛，而粉葛则清热除烦、生津止渴之力强于葛根，常用于治疗消渴病，以祛肺胃之热、润肺胃之燥。《中国药典》将葛根和粉葛视为两种药，分别收载。其主要区别点在于所含成分：粉葛所含葛根素（$C_{21}H_{20}O_9$）0.3%；葛根所含葛根素（$C_{21}H_{20}O_9$）2.4%。葛根所含有效成分葛根素为粉葛的8倍之多。粉葛现今除药用外，已开发为各种保健食品，为药食两用药。

【临床药师、临床医师注意事项】

1. 古代、现代，全国统编教材《中药学》《中国药典》均明确指出粉葛与葛根为两种药。尽管《中国药典》收载内容，其临床功用完全相同，但性味归经和临床疗效是有明显差异的。

2. 中药调配要注意：要按处方药名书写调配。"粉葛"与"葛根"要严格执行调配规范和处方审核和处方点评，保证临床医师用药意图和临床疗效。

医籍选论

葛根为宣达阳明中土之气，而外合于太阳经脉之药也。主治消渴身大热者，从胃府而宣达水谷之津，则消渴自止，从经脉而调和肌表之气，则大热自除。治呕吐者，和阳明之胃气也，治诸痹者，和太阳之经脉也。起阴气者，藤引蔓延，从下而上也，解诸毒者，气味甘辛，和于中而散于外也。

元人张元素曰：葛根为阳明仙药，若太阳初病，未入阳明，而头痛者，不可便用升麻、葛根，用之反引邪入阳明，为引贼破家也。

愚按：仲祖《伤寒论》方有葛根汤，治太阳病，项背强几几，无汗，恶风。又治太阳与阳明合病。若阳明本病，只有白虎、承气诸汤，并无葛根汤证，况葛根主宣通经脉之正气以散邪，岂反引邪内入耶？前人学不明经，屡为异说。李时珍一概收录，不加辨证，学人看《本草发明》，当合经论参究，庶不为前人所误。

卢子由曰：《本经》痹字与风寒湿相合之痹不同，如消渴、身热、呕吐及阴气不起，与诸毒皆痹也，故云诸痹。

——清·张志聪《本草崇原》

葛根……其主消渴者，葛根辛甘，升腾胃气，气上则津液生也，其主身大热者，葛根气平，平为秋气，秋气能解大热也。脾有湿热，则壅而呕吐；葛根辛甘，升发胃阳，胃阳鼓动，则湿热下行而呕吐止矣。诸痹皆起于气血不流通。葛根辛甘和散，气血和，诸痹自愈也。阴者从阳者也，人生阴气，脾为之原,脾与胃合,辛甘入胃,鼓动胃阳,阳健则脾阴亦起也;甘者土之冲味,平者金之和气,所以解诸毒也。

——清·叶天士《本草经解》

味甘、辛,性凉,入足阳明胃经。解经气之壅遏,清胃腑之燥热,达郁迫而止利,降冲逆而定喘。

《伤寒》葛根汤,葛根四两,麻黄、桂枝、芍药、甘草各二两,大枣十二枚,生姜二两。治伤寒太阳阳明合病,项背强几几,无汗恶风者。阳明胃经,自头走足,行身之前。背者,胸之腑也,《素问》语。太阳经病不解,内侵阳明,阳明郁遏,不得顺降,冲逆胸膈,胸膈莫容,遂后壅于项背,故项背强直,几几不柔。寒闭皮毛,故无汗恶风。姜、甘、大枣,利中宫而补土,桂枝、芍药,达凝郁而泻热,麻黄散太阳之寒,葛根解阳明之郁也。

治太阳与阳明合病,自下利者。以经气郁遏,则腑气壅迫,不能容受,未消之食,必至上呕,已化之谷,必至下利。麻黄发表而泻郁遏,葛根疏里而达壅迫也。

又治太阳病,欲做刚痉,无汗而小便反少,气上冲胸,口噤不得语者。以过汗亡津,筋脉不柔,复感寒邪,闭其皮毛,则病刚痉。足阳明脉循上齿,手阳明脉循下齿,筋脉躁急,故口噤不开。麻黄泻闭而散寒,葛根降逆而润燥也。

桂枝加葛根汤,桂枝三两,芍药、甘草各二两,大枣十二枚,生姜三两,葛根四两。煎服。治太阳阳明合病,项背强几几,汗出恶风者。风泄皮毛,故汗出恶风。桂、芍泻太阳而达营郁,葛根解阳明而降气逆也。

葛根黄连黄芩汤,葛根半斤,黄连一两,黄芩二两,甘草二两。治太阳中风,下后,下利脉促,喘而汗出者。以下伤中气,脾陷为利,胃逆为喘。上热郁生,窍开汗出。连、芩清君相之火,葛根降阳明之逆也。

《金匮》竹叶汤,竹叶一把,葛根三两,防风一两,桔梗、桂枝、人参、甘草各一两,附子一枚,大枣十五枚,生姜五两,方在竹叶。用之治产后中风,发热面赤,喘而头痛。以胃气上逆,肺郁生热,故气喘头痛而发热面赤,葛根清胃而降逆也。

奔豚汤,甘草、川芎、当归各二两,半夏四两,黄芩二两,葛根五两,生姜四两,李根白皮一升。用之治奔气上冲胸,腹痛,往来寒热。以风木勃发,则生烦躁,生葛清风而润燥,泻热而除烦也。

神农本草经 药物解读——从形味性效到临床(5)

葛根辛凉下达,除烦泻热,降阳明经腑之郁。经腑条畅,上脘之气不逆,则下脘之气不陷,故呕泄皆医。生津止渴,清金润燥,解阳明郁火,功力尤胜。

——清·黄元御《长沙药解》

轻可去实,麻黄,葛根之属。盖麻黄乃太阳经药,兼入肺经,肺主皮毛;葛根乃阳明经药,兼入脾经,脾主肌肉。所以二味药皆轻扬发散,而所如迥然不同也。

——明·李时珍《本草纲目》

合欢　Hehuan

附：合欢花 Hehuanhua

【处方用名】合欢皮——豆科 Leguminosae.

【经文】合欢，味甘平。主安五脏，利心志，令人欢乐无忧。久服轻身明目，得所欲。生山谷。

日·森立之辑本：合欢，味甘平，生川谷。安五脏，和心志，令人欢乐无忧。久服轻身明目，得所欲。

本经要义

合欢：合欢树，叶互生，二回偶数羽状复叶，羽叶对生，其叶对光和温度反应灵敏，每至黄昏，对生小叶就渐次合拢，直至次日早晨又慢慢分开。

陈藏器在《本草拾遗》合欢皮条云："叶至暮即合，故云合昏也，一名茸树，一名槭。"故又称夜合。合欢者，其名义同，且更将"至暮则合"，这一植物之生理现象拟人性化，比喻男女之合，故此树之称"有情树"。合欢夏季开花，头状花序多数，在枝顶为伞房花状排列，花色粉红，花丝细长，散垂如绒，故古代又名茸树、槭树。

清·吴其濬《植物名实图考》合欢条："合欢……即马缨花。系师呼为绒树，以其花似绒线而故名。"

关于临床效用。《广雅·释诂三》："蠲[1]，除

① 蠲：juan，音捐。免除，蠲免，蠲除。

合歡，味甘平。主安五藏，利心志，令人歡樂無憂。久服輕身明目，得所欲。生山谷。

也。"《玉篇·心部》："忿①,恨也,怒也。"蠲忿者,蠲除忿怒,消除烦恼之谓也。唐·苏鹗《苏氏演义》卷下："欲蠲忿,赠以青棠,青棠一名合欢,则忘忿也。"

合欢花与合欢皮之临床效用解读

《本经》言合欢,未论及是合欢皮还是合欢花,二者虽然均有较强的安神作用,均具有"安五脏,和心志,令人欢乐无忧"之功效。但其临床是有区别的:合欢皮,性平,味甘。归心、肝、肺经。安神解郁,活血消肿。合欢花,性平,味甘,归心、肝经。安神解郁,无活血消肿之能。花与皮同源,然花气缓力薄,必重用久服,方能奏效。

历代本草溯源

《本草经集注》："合欢,味甘、平,无毒。主安五脏,和心志,令人欢乐无忧,久服轻身,明目,得所欲。生益州(四川)川谷。"

按:《本经》言合欢,未论及是合欢皮还是合欢花,而本书亦未说明所用入药部位。

五代·吴越日华子《日华子本草》："夜合皮,杀虫,煎膏,消痈肿,并续筋骨。叶可洗垢,又名合欢树。"

按:日华子已很明确指出,五代时期是合欢皮入药。

《图经本草》："合欢,夜合也……其叶至暮而合,故一名合昏。五月花发,红白色,瓣上若丝茸。然至秋而实作荚,子极薄细。采皮及叶用,不拘时月……取夜合皮掌大一枚,水三升,煮取半分,再服。"

按:从以上文字所述,苏颂所言,宋时所用合欢,应是合欢皮入药。所附药图,即为豆科植物合欢树。

明·卢之颐《本草乘雅半偈》："合欢……五月发花红白,上有丝茸,秋实作荚,子极纤薄。收采皮叶,不拘时月。修治其皮,削去粗皮,缓火焙炒。"

---

① 忿:fen,音份。生气,发怒。

按：卢氏明确指出，合欢皮入药，并须"修治其皮"（除去其"木栓层"非药用部位）。

明·刘文泰《本草品汇精要》："合欢……秋取实不拘时取皮叶……用：皮叶花。疗：皮治肺痈以掌大一片，水三升煎半拌之。合治：皮为末合黑生油调涂蜘蛛咬疮。花为末洒调二钱服，治打搕损痛。"

按：至此，刘氏言明：合欢皮与合欢花分别入药。

宋·寇宗奭《本草衍义》："合欢花①。其色如今之醮晕线，上半白，下半肉红，散垂如丝，为花之异。其绿叶之至夜则合，又谓之夜合花②。陈藏器、日华子皆曰皮杀虫，又曰续筋骨。《经》中不言。"

按：寇氏指出，合欢应为皮入药。《本经》虽未言入药部位，但据历代文献所言，《本经》所言合欢，应是皮入药。

明·李时珍《本草纲目》（附方）项："肺痈唾浊，心胸甲错，取夜合皮一掌大，水三升，煮取一半，分二服。扑损折骨，夜合树皮③（即合欢皮，去粗皮，炒黑色）四两，芥菜子（炒）一两，为末。每服二钱，温酒卧时服，以滓敷之，接骨甚妙。"

综上所述，合欢花之名，始载于《本草衍义》。合欢花入药则是宋以后才单独应用。亦就是说，《神农本草经》所载合欢，系指"合欢皮"而言无疑。

味甘、平：《本经》："合欢（皮），性平，味甘。"现今教科书《临床中药学》、《中国药典》均载其性平，味甘，归心、肝经。古今性味相同。

安五藏："五藏"，心、肝、脾、肺、肾五个脏器的合称。脏是胸腹腔内那些组织充实，并能贮存，分泌或制造精气的脏器。

《黄帝内经素问》卷三·五脏别论篇第十一："所谓五脏者，藏精气而不泻也，故满而不能实。六腑者，传化物而不藏，故实而不能满也。"

《黄帝内经灵枢》卷七·本脏第四十七："五脏者，所以藏精神血气魂魄

---

① 合欢花：此处合欢花，寇氏所指，系指其合欢树。非指其花。

② 夜合花：亦指其树，非指其花。

③ 夜合树皮：即合欢皮，去粗皮，炒黑色。

者也；六腑者，所以化水谷而行津液者也。"

根据藏象学说，五脏是人体生命活动的中心，精神意识活动分属于五脏，加上六腑的配合，把人体表里组织器官联系起来，构成一个统一的整体。

利心志："心"，心脏；心机，心思；内心，心灵，心神。中医认为，心为思维器官，沿用为脑的代称。《孟子·告子上》："心之官则思。"《荀子·解蔽》："心者，形之君也，而神明主治也。"保俶注："心出令以使百体，不为百体所使也。"《黄帝内经素问》卷三·灵兰秘典论篇第八："心者，君主之官也，神明出焉。"

"志"，一是指意志，心情。《说文·心部》："志，意也。"二是指志愿，志向。《史记·陈涉世家》："燕雀安知鸿鹄之志哉！"三是指神志。《本草纲目·百病主治药·健忘》："龙眼，安志强魂。"

"心志"，意志，志气。《墨子·非命中》："是故昔者三代之暴王，不缪其耳之淫，不慎其心志之辟。"《孟子·告下子》："故天将降大任于斯人也，必先苦其心志，劳其筋骨，饿其体肤，空乏其身。"宋·苏辙《辞召试中书舍人第二状》："忧患以来，笔砚都废，今虽勉强，心志已衰。"《三国演义》第五十五回："盛为筑宫室，以丧其心志，多送美色玩好，以娱其耳目。"

欢乐无忧：生活安定，无忧无虑，为合欢皮安神、解郁作用具体表现。

久服轻身明目：合欢具有安神解郁之功。能疏肝解郁，肝气调畅，则心情愉快，神志清爽。故言"久服轻身明目"。

得所欲：亦即"心情舒畅"之意。

药物解读

《中华人民共和国药典》2015 年版一部收载：合欢皮，为豆科植物合欢 *Albizia julibrissin* Durazz. 的干燥树皮。

【性味归经】 性平，味甘。归心、肝、肺经。

【功能主治】 解郁安神，活血消肿。用于治疗心神不安，忧郁失眠，痈肿，疮肿，跌扑伤痛。

【鉴别要点】

药材鉴别要点　合欢皮药材呈卷曲状或半筒状，长 40～80cm，厚 0.1～

0.3cm，外表面灰棕色至灰褐色，稍有纵皱纹，有的呈浅裂纹，密生明显的椭圆形横向皮孔，棕色或棕红色，偶有突起的横棱或较大的圆形枝痕，常附有地衣斑；内表面淡黄棕色或黄白色，平滑，有细密纵纹。质硬而脆，易折断，断面呈纤维性片状，淡黄棕色至黄白色。气微香，味淡，微涩，稍刺舌，而后喉头有不适感。

饮片鉴别要点　合欢皮饮片为丝状或块状，外表面灰棕色至灰褐色，稍有纵皱纹，有的成浅裂纹，密生棕色至红棕色的椭圆形横向皮孔。内表面淡黄棕色或黄白色，平滑，有细密皱纹。质硬而脆。横切面淡黄棕色或黄白色。气微香，味淡，微涩，稍刺舌，而后喉头有不适感。

【临床药师、临床医师注意事项】

商品药材中作合欢入药品种还有两类，请临床药师、临床医师注意鉴别。

1. 豆科植物山合欢 *Albizia klkora* Prain. 的干燥树皮。鉴别要点：极少呈卷筒状，老树粗糙，可见纵裂纹，木栓层厚，且易剥落，嫩树枝有皮孔，有明显的纵棱线。味淡，嚼之有麻舌感。注意鉴别。

2. 卫矛科植物南蛇藤 *Celastrus orbiculatus* Thunb. 的树皮。木兰科植物夜合花 *Magnolia coco*（Lour.）DC. 的树皮在个别地方亦当合欢皮使用，易引起呕吐。

医籍选论

合欢皮，甘温平补，有开达五神，消除五志妙应也……味甘气平，主和缓心气，心气和缓，则神明自畅而欢乐无忧。

——明·倪朱谟《本草汇言》

合欢，气缓力微，用之非止钱许可以奏效，故必重用久服，方有补益怡悦心志之效矣，若使急病而求治即欢悦，其能之乎？

——清·黄宫绣《本草求真》

合欢皮，一名夜合，和调心脾。甘平。安五脏，和心志。今人欢乐无忧，心为君主之官，土为万物之母，二脏调和，则五脏自安，神明自畅，养生论云：合欢蠲忿，正谓此也，和血止痛，明目消肿，续筋骨，长肌肉。

——清·吴仪洛《本草从新》

合欢花　Hehuanhua

【处方用名】合欢花——豆科 Leguminosae.

合欢,始载于《神农本草经》,列为中品:"主安五脏,利心志,令人欢乐无忧。久服轻身明目,得所欲。"未言明入药部位。《本草纲目》收载于木部乔木类,言其树皮入药。传统中医谓其花可理气解郁,和中开胃。合欢花之名始见于宋《本草衍义》,但为树皮入药,非指其花。明确收载单独用花入药则始见于明代《本草品汇精要》(见合欢"经文要义")。《证类本草》合欢条引《子母秘录》:"小儿撮口病,夜合花枝浓煮汁拭口并洗。又方打搕损疼痛,夜合花末洒调服二钱匕妙。"

目前四川、云南、贵州等省区,除使用合欢树 *Albizia julibrissin* Durazz. 的花与花蕾外,还使用同属植物山合欢 *Albizia kalkora*(Roxb.)Prain. 俗称山槐、白合欢的花与花蕾作合欢花入药。另外,四川省各市地州还将同属植物毛叶合欢 *Alibizia mollis*(Wall.)Boiv. 的花与花蕾作合欢花使用。

药物解读

《中华人民共和国药典》2015 年版一部收载:合欢花,为豆科植物合欢 *Albizia julibrissin* Durzz. 的干燥花序。

【性味归经】性平,味甘。归心、肝经。

【功能主治】解郁安神。用于治疗心神不安,忧郁失眠。

【药材(饮片)鉴别要点】

合欢花为头状花序,常皱缩成团,轻泡如棉絮。每杂小花细长而弯曲,长 0.7～1cm,淡黄棕色至淡黄褐色,有短花梗。花萼筒状,先端有小齿,花冠筒长约为花萼筒的两倍,先端 5 裂,裂片披针形。雄蕊多数,花丝细长,黄棕色至黄褐色,下部合生,上部分离,伸出花冠筒外,常交织紊乱。合欢米,即干燥的未开放的花蕾,常为青绿色,不分辨。气微香,味淡。

【拓展阅读——《四川中药志》载录合欢花】

合欢花:别名,夜合树花。原植物为合欢花为豆科合欢属植物,合欢 *Albizzia jubibrissia* Durazz. 或者山合欢 *Albizzia kaikora*(Roxb.)Prain. 的花。

性味归经:性平,味苦,无毒;入心、脾二经。

功能主治:能合心志,开胃理气,消风明目,解郁;治心虚失眠。

配伍：配官桂、黄连、夜交藤治心肾不交型失眠。

草药医也采集本花入药，其识别方法与"合欢皮"同。多煎水或炖服；配鸡肝、羊肝或猪肝蒸服，治风火眼疾；配一朵云泡酒服，治眼雾不明。

【临床药师、临床医师注意事项】

1. 处方用名"合欢花"，为开放后的花朵；"合欢米"为未开放的花蕾。功效完全相同，中医经认为：合欢米强于合欢花。

2. 商品药材中，有将卫矛科植物南蛇藤 *Celastrus orbiculatus* Thunb. 的成熟果实，俗称北合欢；卫矛科植物丝棉木 *Euonymus bungeanus* Maxim. 的成熟果实，俗称白杜；木兰科植物夜合花 *Magnolia coco* (Lour.) DC. 的干燥花，俗称广东合欢花等作合欢花用。应注意鉴别。

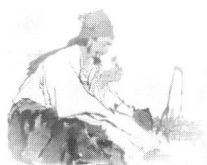

滑石 Huashi

【处方用名】滑石——硅酸盐类矿物滑石族滑石[$Mg_3(Si_4O_{10})(OH)_2$]

【经文】滑石，味甘寒。主身热泄澼，女子乳难，癃闭，利小便，荡胃中积聚寒热，益精气。久服轻身，耐饥，长年。生山谷。

本经要义

滑石：《名医别录》："滑石，大寒，无毒。通九窍、六府、津液，去留结，止渴，令人利中。一名液石，一名共石，一名脆石，一名番石。生赭阳[①]，及太山之阴，或掖北[②]白山，或卷山。采无时。"

《本草经集注》："滑石色正白，《仙经》用之以为泥。又有冷石，小青黄，性并冷利，亦能熨油污衣服。今出湘州，始安郡诸处。初取软如泥，久渐坚强，人多以作塚中明器物，并散热人用之，不正入方药。赭阳县先属南阳，汉衰帝置，明《本经》所注郡县，必是后汉时也。掖县属青州东莱，卷县属司州荥阳[③]。"

《图经本草》："滑石生赭阳山谷及泰山之阴，或

---

① 赭阳：古县名。今河南叶县西南。

② 掖北：古县名。今山东胶东。掖：指掖县，掖北，指掖县北。

③ 荥阳：古州名。今河南郑州市荥阳县境。

滑石，味甘寒。主身热泄澼，女子乳难，癃闭，利小便，荡胃中积聚寒热，益精气。久服轻身，耐饥，长年。生山谷。

掖北白山,或卷山。今道、永、莱、濠、州皆有之。此有二种,道、永州出者白滑如凝脂,《南越志》云:膋城县出膋石,即滑石也,土人以为烧器,用以烹鱼也。《本经》所载土地,皆是北方,而今医家所用者白色者,乃自南方来。"

李时珍:"滑石性滑利窍,其质又滑腻,故以名之。表画家用刷纸代粉,最白腻。膋乃脂膏也,因以名县。脱乃肉无骨也。此物最腻,无硬者良,故有诸名……滑石,广之桂林各邑及瑶峒中皆出之,即古之始安也。白黑二种,功皆相似。山东蓬莱县桂府村所出者亦佳,故医方有桂府滑石,与桂林者同称也。今人亦以刻图书,不甚坚牢。"

综上所述,滑石之产地、形性等之记载,与现今临床所用滑石基本一致。

关于滑石药用思考

滑石,为常用中药,系硅酸盐矿物,主要由富美白超基性岩水热变质作用而成。滑石有两种来源:①为黏土质滑石的原矿物,又称为软滑石,类似云母的黏土。南方各省多用。②为滑石的原矿物,又称硬滑石,即《中国药典》收载滑石品种,北方地区多用此滑石。

药用滑石,古代强调其"脂膏滑腻",并强调用"白滑石"。《本经》所言:"久服,耐饥,长年",应指黏土质滑石,近似高磷土一类黏土。三年困难时期老百姓用于"解饥、生存、活命"。现行《药典》收载之"滑石粉",为滑石的精制品,非传统中医药意义之滑石粉,是现代医药学意义的滑石粉。提纯、精制的滑石粉,是否有传统医学用药滑石粉的临床效应,值得思考。

味甘寒:《本经》言:"滑石,性寒,味甘。"《临床中药学》《中国药典》载:滑石,性寒,味甘、淡。归膀胱、肺、胃经。古今用药性味基本相同。

身热:证名,指全身发热。《黄帝内经素问》卷二·阴阳应象大论篇第五:"气薄则发泄,厚则发热……阳胜则热,阴胜则寒。重寒则热,重热则寒。"

身热,亦称发热,指体温高出正常指标,是临床上常见症状之一。身热原因较多,常见于多种疾病,可归纳为外感、内伤两个方面。外感身热,常因感受六淫之邪及疫疠之气所引起;内伤身热,多由饮食劳倦所伤,及情志因素等,导致阴阳失调,气血虚弱,且与脏腑的病变有关。外感者一般多属于实(如感冒、伤寒、温病、瘟疫等,均以发热为主症);内伤者多属于虚(如阴虚发热、阳虚发热、血虚发热、气虚发热等)。由于身热的表现和时间等不同,故又有壮热、灼热、发热恶寒、恶热、寒热往来、潮热、日晡发热等。

泄澼:"泄"同"泻",指多种腹泻的总称。《黄帝内经素问》卷十二·风论篇第四十二:"胃风之状,颈多汗恶风,食饮不下,膈塞不通,腹善满,失衣则膜胀,食寒则泄。""澼",肠间水。

《集韵·昔韵》:"澼,肠间水。"《黄帝内经素问》卷八·通评虚实论篇第二十八:"帝曰:肠澼[1]便血何如? 岐伯曰:身热则死,寒则生。帝曰:肠澼下白沫何如? 岐伯曰:脉沉则生,脉浮则死。帝曰:肠澼下脓血何如? 岐伯曰:脉悬绝则死,滑大则生。帝曰:肠澼之属,身不热,脉不悬绝何如? 岐伯曰:滑大者曰生,悬涩者曰死,以脏期之[2]。"

女子乳难:有两解,一是指妇女难产。详见续断"经文要义"之"妇人乳难"解。可互参。二是指妇女产后乳汁不通。

癃闭:"癃",病证名。古文献又名"癃"。指小便不利。《黄帝内经素问》卷七·宣明五气论篇第二十三:"膀胱不利为癃,不约为遗溺。"

又指小便频数。《黄帝内经素问》卷十三·奇病论篇第四十七:"有癃者,一日数十溲,此不足也。"

又为淋病的古称。宋·戴桐《六书故》:"癃淋实一声也,人病小便不通者,今谓之淋,古作癃。"

"闭",壅塞不通,如闭塞,闭气。《广雅·释诂三》:"闭,塞也。"《易·坤》:"天地闭,贤人隐。"《史记·扁鹊仓公列传》:"会气闭而不通。"

"闭",一指中医中风闭证。《医宗必读》:"凡中风昏倒……最要分别闭与脱二证明白。如牙关紧闭,两手握固,即是闭证。"二是指大或小便闭而不通。《黄帝内经素问》卷十一·举痛论篇第三十九:"其痛或卒然而止者……或腹痛而后泄者,或痛而闭不通者,凡此诸痛,各不同形,别之奈何?"《黄帝内经素问》卷十八·标本病传论篇第六十五:"膀胱病小便闭,五日少腹胀,腰脊痛骺酸,一日腹胀,一日身体痛,二日不已死,冬鸡鸣,夏

---

① 肠澼:病名。肠中有积滞而引起的各种病证。亦即痢疾病之一种。形容肠内有积滞,排便时澼澼有声。《本草纲目》·序例目录第一卷·神农本草经名例:"夫大病之主……大腹水肿,肠澼下痢。"

② 以脏期之:按五脏在行所属的日期推算。

神农本草经 药物解读——从形味性效到临床(5)

下晡。"《医宗金鉴》杂病心法要诀·卷四十三·小便闭癃遗尿不禁总括:膀胱热结为癃闭,寒虚遗尿与不禁,闭即尿闭无滴出,少腹胀满痛难伸,癃即淋漓点滴出,茎中涩痛数而勤,不知为遗知不禁,石血膏劳气淋分。

"癃闭",又称"闭癃"。《黄帝内经灵枢》卷一·本输第二:"三焦者,足少阳太阴之所将,太阳之别也,上踝五寸,别入贯腨肠,出于委阳,并太阳之正,入络膀胱,约下焦,实则闭癃,虚则遗溺,遗溺则补之,闭癃则泻之。""癃闭",中医病证名,指排尿困难,点滴而下,甚则闭塞不通。《黄帝内经素问》卷二十·五常政大论篇第七十:"涸流之纪,是谓反阳……少羽与少宫同,上宫与正宫同,其病癃闭①。"

荡胃中积聚寒热:"积聚",详见丹参"经文要义"之"积聚"。可互参。"寒热",详见鹿茸"经方要义"之"寒热"。可互参。此处"荡胃中积聚寒热"是指蓄饮垢腻(即湿浊、秽浊之邪)在胃肠道积聚所致之寒热病邪。

"荡",清除,消除,洗涤之意。此处作治疗解。

益精气,久服轻身,耐饥,长年:说明滑石具有补益作用。这与滑石在《本经》属上品有关。且,该作用在我们三年困难时期有过验证。笔者在1959年曾吃过黏土质滑石,以解饥,求生,才能活到今天。

药物解读

《中华人民共和国药典》2015年版一部收载:滑石,为硅酸盐类矿物滑石族滑石$[Mg_3(Si_4O_{10})(OH)_2]$

滑石粉:为滑石经精选、精制、粉碎、干燥制成。

【性味归经】性寒,味甘、淡。归膀胱、肺、胃经。

【功能主治】利尿通淋,清热解暑;外用祛湿敛疮。用于治疗热淋、石淋、尿热涩痛,暑湿烦渴,湿热水泻。外治湿疹,湿疮,痱子。

【鉴别要点】

药材鉴别要点 滑石为块状集合体,呈不规则的块状,白色、黄白色至淡蓝色,具有蜡样光泽。质软、细腻,手摸有滑润感,无吸湿性,置水中不崩

---

① 癃闭:癃,指小便不通畅;闭,指闭塞不通。"癃闭",可见于各种原因所致之尿潴留。其实证多因肺气壅滞,气机郁结,或水道淤浊阻塞;虚证多因脾肾阳虚,津液不得输化所致。

散。气微,味淡。

饮片鉴别要点　传统中医所用滑石,为不规则小块,略具纤维构造,有的呈明显薄层状。白色、黄白色或淡蓝灰色,有蜡样光泽或珍珠光泽。质软、细腻,手捏摸有滑腻润感,无吸湿性,置水中不崩散。无臭,无味。

医籍选论

滑石味甘属土,气寒属水,色白属金。主治身热泄澼者,禀水气而清外内之热也。热在外则身热,热在内则泄澼也。女子乳难者,禀金气而生中焦之汁,乳生中焦,亦水类也。治癃闭,禀土气而化水道之出也。利小便,所以治癃闭也。荡胃中积聚寒热,所以治身热泄澼也。益精气,所以治乳难也。久服则土生金而金生水,故轻身耐饥,长年。

——清·张志聪《本草崇原》

滑石……其主身热肠澼者,盖太阳行身之表,为诸经主气者也,暑伤太阳则气化失职,水谷不分,身热泄利肠澼矣,滑石,甘以益气,寒以清暑,所以主之也。

其主女子乳难者,乳汁不通也;甘寒有益脾土,脾湿行则脾血化乳也。膀胱热则癃闭,甘寒滑渗,故主癃闭而利小便也。脾者为胃行津液者也,脾湿则困,不行胃中津液,渣秽则积聚于胃而寒热生焉;滑石入膀胱利小便,则湿去脾健,而胃中积聚皆行矣。益精气者,滑石入小肠,则心火有去路,火不刑金,肺金旺生水也。

久服湿行脾健,所以轻身耐饥。脾为后天,脾旺谷充,自然长年也。

——清·叶天士《本草经解》

滑石气寒,得寒水之气,入手足太阳;味甘入足太阴;且色白兼入手太阴。所以主诸病,皆清热利水之功也。益精延年,言其性之循不比他种石药之为害也。

——清·陈修园《神农本草经读》

味苦,微寒,入足太阳膀胱经。清膀胱之湿热,通水道之淋涩。《金匮》滑石白鱼散,治小便不利。以膀胱湿热,水道不通。滑石渗湿而泻热,白鱼、发灰,利水而开癃也。

滑石代赭汤,治百合病,下后者。下伤中气,湿动胃逆,肺郁生热。滑石利水而泻湿,百合、代赭,清金而降逆也。

　　《伤寒》猪苓汤方在茯苓。用之治脉浮发热者，渴欲饮水，小便不利者，以其渗膀胱而泻湿热也。《金匮》蒲灰散方在蒲灰。用之治皮水为病，四肢肿满者，以其泻经络之水也。治小便不利者，以其泻膀胱之湿也。百合滑石散方在百合。用之治百合病，变发热者，以其利水而泻湿也。

　　滑石甘寒，渗泻水湿，滑窍隧而开凝郁，清膀胱而通淋涩，善治黄疸，水肿，前阴闭癃之证。

——清·黄元御《长沙药解》

　　滑石，味甘寒。主身热，寒能除热。泄，滑石，能滑利大小肠，厘清水谷。谷水分，则泄愈矣。女子乳难，乳亦水类，滑石利水且能润窍，故有通乳之功。癃闭，利小便，滑利小肠。荡胃中积聚寒热，滑利大肠，凡积聚寒热由蓄饮垢腻成者，皆能除之。益精气。邪去则津液自生。久服轻身，耐饥长年。通利之药，皆益胃气。胃气利，则其效如此。

　　此以质为治，凡石性多燥，而滑石体最滑润，得石中阴和之性以成，故通利肠胃，去积除水，解热降气。石药中之最和平者也。

——清·徐大椿《神农本草经百种录》

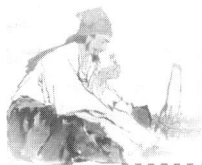

栝楼根 Gualougen

【处方用名】天花粉——葫芦科 Cucurbitaceae.

【经文】栝楼根，味苦寒，主消渴，身热烦满，大热，补虚，安中，续绝伤。一名地楼。生山谷及山阴。

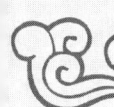

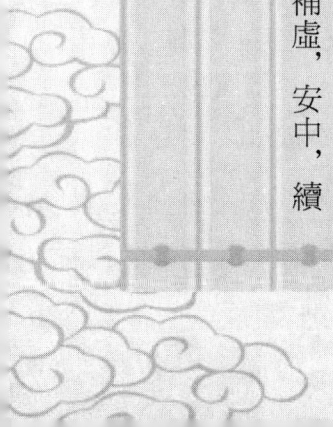

尚志钧校点本：栝楼，味苦、寒。主治消渴，身热，烦满，大热，补虚，安中，续绝伤。一名地楼。生川谷及山阴。

曹元宇辑注本：栝楼，味苦寒。主治消渴，身热烦满，大热。补虚安中，续绝伤。一名地楼。生川谷及山阴。

本经要义

栝楼根：天花粉一名首载于《图经本草》。《本草蒙筌》释名："栝楼根，名天花粉，内有花纹天然而成，故名之。"《新修本草》云："出陕州（今陕县）者白实最佳。"李时珍在栝楼项称：天花粉，其根作粉，洁如白雪。故谓之天花粉。

《名医别录》："栝楼根，无毒。主除肠胃中痼热，八疸，身面黄，唇干口燥，短气，通月水，止小便利。一名果蓏（luo，古代文献指瓜类植物的果实），一名天瓜，一名泽姑。实，名黄瓜，治胸痹，悦泽人面。茎叶，治中热伤暑。生洪农及山阴地，入土深者良，生卤地者有毒。二月、八月采根暴干，三十日成。"

《本草经集注》:"栝楼根,味苦,寒,无毒,出近道,藤生,状如土瓜,而叶有叉。《毛诗》云:果蓏之实,亦施于宇。其实今以杂作膏,用根,入土六、七尺,大二、三围者,服食亦用之。"

按: 陶弘景将其根(瓜蒌根)和果实(栝楼实)分别叙述其临床作用。尤其是栝楼实治疗胸痹,即为张仲景所用治。陶氏还描述了其植物形态特征,正是现今所用果实之植物形态特征。

《图经本草》:"栝楼,生洪农(今河南省灵宝以北)山谷及山阴地。今所在有之。实名黄瓜……根亦名白药(天花粉),皮黄肉白,二、四月内生苗,引藤蔓,叶如甜瓜叶,作叉,有细毛。七月开花,似葫芦花,浅黄色,实在花下,大如拳,生青,至九月熟,赤黄色。二月八月采根,刮去皮,曝干,三十日成。其实有正圆者,有锐而长者,功用皆同。其根惟岁久入土深者佳。"

按: 苏颂对栝楼的生态习性,植物形态描述与根(天花粉)、果实(瓜蒌、种子)药材描述得很精当。所附药图:"衡州栝楼"和"均州栝楼",即现今葫芦科植物栝楼相一致,尤其是"衡州栝楼"。

李时珍在《本草纲目》云:"蓏与蓏同。许慎云:木上曰果,地下曰蓏[①]。此物蔓生附木,故得兼名……栝蒌即果蓏二字音转也,亦作瓜蒌,后人又转为栝蒌,愈转愈失其真矣。古者瓜同姑同音,故有泽姑之名。齐人谓之天瓜,象形也。雷敩炮炙论,以圆者为栝,长者为蒌,亦出牵强,但分雌雄可也。其根作粉,洁白白雪,故谓之天花粉。"

按: 李时珍对于瓜蒌名称之古今演变过程作了简要描述,并指出天花粉名称的由来。第一次指出,瓜蒌为雌雄异株。古今用名相一致。

味苦寒:《本经》言:"瓜蒌根(天花粉),性寒,味苦。"《中国药典》与全国统编教材《中药学》同步载:"天花粉,性微寒,味甘、微苦。归肺、胃经。"古今有差异。

主消渴:"主"中医专用术语,表"主治""治疗"。《伤寒论》:"太阳病,头痛发热,汗出恶风者,桂枝汤主之。""消渴",古病名,又名痟消,消瘅。宋元以后,又有三消之称。《黄帝内经素问》卷十三·奇病论篇第四十七:"……肥者令人内热,甘者令人中满,故其气上溢,转为消渴。治之以兰,除陈气也。"

---

① 蓏:luo,音与义同蓏。

"消渴"有三解。

一是指中医病证名。泛指以多饮、多食、多尿症状为特点的病证。多因过食肥甘,饮食失宜,或情志失调,劳逸失度,导致脏腑燥热,阴虚火旺。中医治疗以滋阴、润燥、降火为主。根据病机、症状和病情发展阶段的不同,又分为上消、中消、下消。

中医三消之临床解读

"上消",消渴病之一种。指以口渴引饮为主证的消渴,多属心胃火盛、上焦燥热。治宜润肺、清胃热为主。常用方剂有:人参白虎汤、消渴方、二冬汤等。《内经》又称之为膈消,肺消。《黄帝内经·素问》卷十·气厥论篇第三十七:"心移寒于肺,肺消,肺消者饮一溲二……心移热于肺,传为膈消。"《丹溪心法·消渴》称之为"上消"。

"中消",消渴病的一种,又称消中。《黄帝内经·素问》卷十一·腹中论篇第四十:"夫子数言热中消中,不可服高粱芳草石药……夫热中消中者,皆富贵人也……"中消患者多由脾胃燥热所致。临床症见:多食善饥,形体消瘦,小便频数,大便坚硬。治宜以清胃泻火为主,兼以滋阴润燥。常用方剂如白虎汤,调胃承气汤等。

"下消":消渴病的一种,出自《丹溪心法·消渴》。多由肾水亏竭,蒸化失常所致。临床症状可见:面黑耳焦,饮一溲而二,溲以淋浊,如膏如油等。治宜补肾固涩为主。常用方剂:六味地黄丸、左归饮、大补元煎等。

二是指以多饮、多尿、尿甜为特征的病证。即西医学之"糖尿病"。《外台秘要》卷十一·消渴消中十八门·消中消渴肾消方:"病源内消病者,不渴而小便多是……内消之为病,当由热中所作也,小便多于所饮,令人虚极短气,又内消者食物皆消,作小便而又不渴。"

三是专指口渴病证。《伤寒论》卷三·辨太阳病脉证并治法第六:"太阳病,发汗后,大汗出,胃中干,烦躁不得眠,欲得饮水者,少少与饮之,令胃气和则愈。若脉浮,小便不利,微热消渴者,与五苓散主之。"

身热:病证名,指全身发热。《黄帝内经素问》卷二·阴阳应象大论篇第五:"阳胜则身热,腠理闭,喘粗为之俯仰。""身热",中医又称发热。指

神农本草经

药物解读——从形味性效到临床(5)

体温高出正常标准，是临床上常见症状之一。《黄帝内经素问》卷二十·气交变大论篇第六十九："民病身热烦心躁悸，阴厥上下中寒，谵妄心痛，寒气早至，上应辰星。"

烦满："烦"，热，头痛。《说文·页部》："烦，热头痛也。"引申为烦躁，烦闷。《玉篇·页部》："烦，愤闷，烦乱也。"《黄帝内经素问》卷一·生气通天论篇第三："因于暑、汗，烦则喘渴，静则多言，体若燔炭，汗出而散。"王冰注："烦，谓烦躁。"

"满"，郁闷，闷塞不畅的病证。《黄帝内经素问》卷九·热论篇第三十二："伤寒一日，巨阳受之……四日太阴受之，太阴脉布胃中络于嗌，故腹满而嗌干。"

"满"通"懑"。烦闷之义。清·朱骏声《说文通训定声·乾部》："满，又叚借为懑。"《汉书·佞幸传·石显》："显与妻子徒归故郡，忧满不食，道病死。"颜师古注："满读曰懑，音闷。"

此处烦满应为烦热，烦渴之意。

烦热，指心烦发热，或烦躁而有闷热的感觉。在外感热病中，属于表证者，为邪热不得外泄；属于里证者，为里实热盛。若大便不通，小腹满而烦者，系燥屎内结所致。内伤杂病中，可见肝火旺盛、阴虚火旺等所引起的各种疾患。

烦渴，指烦热而又渴饮的症状，由热邪伤津所致。《伤寒论》："服桂枝汤，大汗出后，大烦渴大解，脉洪大者，白虎加人参主之。"

大热：指广阔的热势，露于体表。

补虚，安中：指补中焦阴虚证。

续绝伤："续"，接续，有续筋、须嗣、续身之意。"绝"，断绝、绝伤、跌打损伤。"续绝伤"，指天花粉具有治疗跌打损伤，消肿止痛之功。

药物解读

《中华人民共和国药典》2015 年版一部收载：天花粉，为葫芦科植物栝楼 *Trichosanthes kirilowii* Maxim. 双边栝楼 *Trichosanthes rosthornii* Harms. 的干燥根。

【**性味归经**】性微寒，味甘，微苦。归肺、胃经。

【**功能主治**】清热泻火，生津止渴，消肿排脓。用于治疗热病烦渴，肺热燥咳,内热消渴,疮疡肿毒等。

【鉴别要点】

药材鉴别要点　瓜蒌根(天花粉)药材呈不规则圆柱形、纺锤形或扁块状,长 8～16cm,直径 1.5～5.5cm,表面黄白色至淡黄棕色,有纵皱纹、细根痕,及略凹陷的横长皮孔,有的可见黄棕色外皮残留。质坚实,断面白色至淡黄白色,富粉性。横切面可见黄色木质部,习称筋脉,略呈放射状排列,纵切面可见黄色条纹木质部。气微,味微苦。

饮片鉴别要点　饮片呈横切厚片,片厚约4mm,呈类圆形、半圆形或不规则厚片,外表皮黄白色或棕黄白色,饮片切面可见黄色木质部小孔,习称筋脉点,略呈放射状排列,气微,味微苦。

【拓展阅读——中药饮片鉴别专用术语】

筋脉(筋脉点)　指中药饮片组织内的纤维束或维管束,中药材切片后或折断后,其纤维束或维管束成参差不齐的丝状,犹如人体的筋脉,又称"筋"。其在整齐的饮片切面上所表现出的点状痕迹称之为"筋脉点"。较大的维管束痕又称"筋脉纹"。

【临床药师、临床医师注意事项】

1. 孕妇慎用。

2. 本品不宜与川乌、制川乌、草乌、制草乌、附子(附片)同用。

3. 《神农本草经》所载"栝楼",实为"天花粉"和"瓜蒌"两药,其实质内容,详见"栝楼",《伤寒杂病论》汤方用药情况。

医籍选论

瓜蒌所在皆有之,三四月生苗,延引藤蔓,七月开花浅黄色,实在花下,大如拳,生青至九月熟黄,形如柿,内有扁子,壳色褐,仁色绿,其根直下,生年久者,长数尺,皮黄肉白,入土深者良。《本经》气味主治合根实而概言之。至陶弘景以根名天花粉,又名瑞雪。后人又分实名瓜蒌,子名瓜蒌仁,功用遂有异同。

瓜蒌根入土最深,外黄内白,气味苦寒,盖得地水之精气,而上达之药也,其实黄色,内如重楼,其仁色绿多脂,性能从上而下,主治消渴、身热者,谓启在下之水精上滋,此根之功能也。治烦满大热者,谓降在上之火热下泄,此实之功能也。补虚安中,续绝伤,合根实而言也。水火上下交济,则补虚而安中,藤蔓之药能资经脉,故续绝伤。

——清·张志聪《本草崇原》

天花粉气寒,禀天冬寒之水气,入足少阴肾经、足太阳寒水膀胱经。味苦无毒,得地南方之火味,入手少阴心经。气味俱降,阴也。

膀胱者,津液之腑也,心火内烁,则津液枯而病消渴。膀胱主表,火盛则表亦热而身热也。其主之者,苦寒可以清火也。心为君火,火盛则烦满大热。其主之者,寒以清之,苦以泄之也。火盛则阴虚,补虚者,清润能补阴虚也。阴者中之守,安中者苦寒益阴,阴充,中有守也。其主续绝伤者,血为阴,阴虚则伤,阴枯则绝。花粉清润,则虚者滋、枯者润也。

实名栝蒌,甘寒之性,能解阳邪,所以主伤寒阳邪结胸也。

——清·叶天士《本草经解》

栝蒌根气寒,禀天冬寒之水气而入肾与膀胱。味苦无毒,得地南方之火味而入心。火盛烁液则消渴,火浮于表则身热,火盛于里则烦满大热,火盛则阴虚,阴虚则中失守而不安。栝楼根之苦寒清火,可以统主之。其主续绝伤者,以其蔓延能通阴络而续其绝之。

实名栝楼,《金匮》取治胸痹,《伤寒论》取治结胸,盖以能开胸前之结也。

张隐庵曰:半夜起阴气于脉外,上与阳明相合而成火土之燥。花粉起阴津于脉中,天葵相合而能滋其燥金。《伤寒》、《金匮》诸方,用半夏以助阳明之气,渴者燥热太过,即去半夏易花粉以滋之。圣贤立加减之方,必推物理所以然。

——清·陈修园《神农本草经读》

栝楼根。味甘,微苦,微寒。入手太阴肺经。清肺生津,止渴润燥,舒痉病之挛急,解渴家之淋癃。

《金匮》栝蒌桂枝汤,栝蒌根三两,桂枝三两,芍药三两,甘草二两,大枣十二枚,生姜三两。治太阳痉病,其证备,身体强,几几然,脉沉迟者。太阳之经,外感风寒,发汗太多,因成痉病。其证身热足寒,颈强项急,头摇口噤,背反张,面目赤。发热汗出,而不恶寒者,是得之中风,名曰柔痉。以厥阴风木,藏血而舒筋,筋脉枯燥,曲而不伸,是以项强而背反。木枯风动,振荡不宁,是以头摇而齿龃。太阳行身之背,故并在脊背。此因汗多血燥,重感风邪,郁其营气,故病如此。甘、枣补脾精而益营血,姜、桂达经气而泻营郁,芍药、栝蒌,清风木而生津液也。

栝蒌瞿麦丸,栝蒌根三两,薯蓣二两,瞿麦一两,茯苓三两,附子一枚。治内有水气,渴而小便不利者。阳衰土湿,寒水停留,乙木郁遏,不能疏泄,故小便不利。木郁风动,肺津伤耗,是以发渴。瞿麦、苓、附,泻水而温寒,薯蓣、栝蒌,敛肺而生津也。

栝蒌牡蛎散,栝蒌根、牡蛎等分。为散,饮服方寸匕,日三服。治百合病,渴而不差者。百合之病,肺热津伤,必变渴证。津液枯燥,故渴久不止。栝蒌、牡蛎,清金敛肺,生津润燥而止渴也。

小青龙汤,方在麻黄。治太阳伤寒,内有水气,渴者,去半夏,加栝蒌根三两。小柴胡汤,方在柴胡。治少阳伤寒。渴者,去半夏,加人参、栝蒌根,以其凉肃润泽,清金止渴,轻清而不败脾气也。

清肺之药,最为上品,又有通达凝瘀,清利湿热之长。其诸主治,下乳汁,通月水,医吹奶,疗乳痈,治黄疸,消囊肿,行扑损瘀血,理疮疡肿痛。

——清·黄元御《长沙药解》

栝楼　Gualou

附:瓜楼皮 Gualoupi、瓜楼子 Gualouzi

【处方用名】瓜蒌——葫芦科 Cucurbitaceae.

栝楼,始载于《神农本草经》,列为中品(《经文》见栝楼根(天花粉)条)。《名医别录》载:"栝楼生弘农(汉代郡名,现今河南洛阳以西至陕县)川谷及山阴(秦代设置,现今浙江绍兴县)地。"又载:"藤生,状如土瓜而叶有叉。"《图经本草》载:"三四月生苗,引藤蔓。叶如甜瓜叶而窄,作叉,有细毛。七月开花,似壶卢花,浅黄色。结实在花下,大如拳,生青,至九月熟,赤黄色。其形有正圆者,有锐而长者,功用皆同。根亦名白药(天花粉),皮黄肉白。"《本草纲目》载:"其实圆长,青时如瓜,黄时如熟柿,山家小儿亦食之。内有扁子,大如丝瓜子,壳色褐,仁色绿,多脂,作青气。炒干捣烂,水熬取油,可点灯。"李时珍又言:"栝楼古方全用,后世乃分子瓤各用。"据历代本草文献对栝楼所述植物形态描述,以及所附药图,可以肯定,古今所用栝楼一致。

值得注意的是:《神农本草经》所载栝楼,应是包括现今的天花粉和全瓜蒌(瓜蒌皮、瓜蒌子)。其"经文"所载性味和主治病证,应是天花粉和瓜蒌的性味和临床效用。这在《伤寒杂病论》汤方中可以应证。

《伤寒杂病论》应用瓜蒌全解读

小陷胸汤（《伤寒论》方）

小结胸病，正在心下，按之则痛，浮脉滑者，小陷胸汤主之。

黄连一两，半夏（洗）半升，栝楼实大者一个。右三味，以水六升，先煮栝楼取三升，去渣，内诸药，煮取二升，去渣，分温三服。

柴胡桂枝干姜汤（《伤寒论》方）

伤寒五六日，已发汗而复下之，胸胁满，微结，小便不利，渴而不呕，但头汗出，往来寒热心烦者，此为未解也，柴胡桂枝干姜汤主之。

柴胡半斤，桂枝（去皮）三两，干姜三两，黄芩三两，栝楼根四两，牡蛎（熬）三两，炙甘草二两。右七味，以水一斗二升，煮取六升，去渣，再煎，取三升，温服一升，日三服。初服微烦，复服汗出，便愈。"

栝楼桂枝汤（《金匮要略》方）

太阳病，其证备，身体强，几几然脉反沉迟，此为痉。栝楼桂枝汤主之。

栝楼根二两，桂枝三两，芍药三两，甘草二两，生姜三两，大枣十二枚。右六味，以水九升，煮取三升，分温三服，取微汗。汗不出，食顷啜热粥发。

栝楼牡蛎散（《金匮要略》方）

百合病渴不差者，栝楼牡蛎散主之。

栝楼根、牡蛎（熬）等分。右为细末，饮服方寸匕，日三服。

柴胡去半夏加栝楼汤（《金匮要略》方）

治疟病发渴者，亦治劳疟。

柴胡八两，人参、黄芩、甘草各三两，栝楼根四两，生姜二两，大枣十二枚。左七味，以水一斗二升，煮取六升，去渣，再煎取三升，温服一升，日二服。

瓜蒌薤白半夏汤（《金匮要略》方）

胸痹，不得卧，心痛彻背者，栝楼薤白半夏汤主之。

栝楼实（捣）一枚，薤白三两，半夏半升，白酒一斗。右四味，同煮取四升，温服一升，日三服。

栝楼薤白白酒汤（《金匮要略》方）

胸痹之病，喘息咳唾，胸背痛，短气，寸口脉沉而迟，关上小紧数，栝楼薤白白酒汤主之。

栝楼实（捣）一枚，薤白半斤，白酒七升。右三味，同煮取二升，分温再服。

枳实薤白桂枝汤（《金匮要略》方）

胸痹，心中痞气，气结在胸，胸满，胁下逆抢心，枳实薤白桂枝汤主之。

枳实四枚，厚朴四两，薤白半斤，桂枝一两，**栝楼实**（捣）一枚。右五味，以水五升，先煮枳实、厚朴，取二升，去渣，内诸药，煮数沸，分温三服。

栝楼瞿麦丸（《金匮要略》方）

小便不利者，有水气，其人若渴，栝楼瞿麦丸主之。

栝楼根三两，茯苓、薯蓣各三两，附子（炮）一枚。瞿麦一两。右五味，末之，炼蜜丸梧桐子大，饮服三丸，日三服，不知，增至七八丸，以小便利，服中温为知。

祝按：张仲景所用栝楼根（天花粉）均用于清热泻火，生津止渴，利尿。同他药共煮，或入丸散剂。所用栝楼实（全瓜蒌），均用于胸痹、结气，且必须先煎，后入他药共煎。正如李时珍所言：张仲景治胸痹痛引心背、咳唾喘息，乃结胸满痛，皆用栝楼实。乃取其甘寒不犯胃气、能降上焦之火，使痰气下降也。

栝楼实（果实，即全瓜蒌）与栝楼根在清代黄元御《长沙药解》中才正式分开收载和论述。明以前汤方中栝楼之临床应用是指全瓜蒌，即现今瓜蒌皮和瓜蒌子的功效；明以后才分出瓜蒌子和瓜蒌皮（或瓜蒌壳）。正如李时珍所言："栝楼古方全用，后世乃分子瓤（瓜蒌子）和瓜蒌皮，各用。"

《长沙药解》载："栝楼实，味甘、微苦，微寒。入手太阴肺经，清心润肺，洗垢除烦，开胸膈之痹结，涤涎沫之胶黏。最洗淤浊，善解懊恼。"

黄元御对"栝楼实"的解读

《金匮》栝楼薤白白酒汤：治疗胸痹气短，喘息咳唾，胸背疼痛，寸口脉沉而迟，关上小紧数。以胸膈痹塞，气无降路，故喘息咳唾；逆冲胸背，而生痛楚；清道埋郁，爱生烦热。

薤白、白酒开扩其壅塞，栝楼清涤其郁烦也。

栝楼薤白半夏汤：治胸痹不得卧，心痛彻背者。以胸膈痹塞，气无降路，逼迫宫城，故心痛彻背。背者，胸之府也，气不前降于腹，胸膈莫容，是以逆冲于脊背。

薤白、白酒、半夏破壅而降逆，栝楼清涤其郁烦也。

《伤寒》小陷胸汤：治小结胸，正在心下，按之则痛，脉浮滑者。太阳中风，表证未解，下之太早，经阳内陷，为里阴所拒，结于胸膈，心下满痛，烦躁懊憹，脉沉而紧，是为结胸。结之小者，浊气冲塞，正在心下，其势稍缓，非按不痛，脉则浮滑，未至沉紧，而阳气郁遏，亦生烦热。

半夏降其逆气，黄连泻其闷热，栝楼涤其郁烦也。

小柴胡汤：治少阳伤寒，胸中烦而不呕者，去人参、半夏，加栝楼实，以其清心而除烦也。

栝楼实肃清凉润，善解郁烦，浊气郁蒸，涎沫黏联，心绪烦乱，不可言喻者得之，肺腑清洁，神气慧爽，洗心涤肺之妙药也。

其诸主治：消咽痛，治肺痿，涤痰涎，止咳嗽，通乳汁，下胞衣，理吹奶，调乳痛，解消渴，疗黄疸，通小便，润大肠，断吐血，收肛脱，平痈肿，医疮疡。

药物解读

《中华人民共和国药典》2015 年版一部收载：瓜蒌，为葫芦科植物栝楼 *Trichosanthes kirilowii* Maxim. 双边栝楼 *Trichosanthes rosthornii* Harms. 的干燥成熟果实。

【性味归经】性寒，味甘、微苦。归肺、胃、大肠经。

【功能主治】清热涤痰，宽胸散结，润燥滑肠。用于治疗肺热咳嗽，痰浊黄稠,胸痹心痛,结胸痞满,乳痈,肠痈,大便秘结。

【药材鉴别要点】

栝楼果实呈卵圆形或类球形,长 7 ~ 15cm,直径 6 ~ 10cm,表面深橙黄色至橙红色,皱缩或平滑,顶端有残存花柱基,基部有果梗残迹。大小、轻重不一。质脆,易破开,果皮稍厚,内表面黄白色,具有红黄色丝络。果瓤橙黄色,与多数种子黏结成团。气味如焦糖,味微酸甜。

【饮片鉴别要点】

将瓜蒌压扁,切丝或切块。饮片呈不规则的宽丝或块状,外表面橙红色或橙黄色,皱缩至较光滑,内表面黄白色,有红黄色的丝络,果瓤橙黄色,与多数种子黏结成团。具焦糖气,味酸甜。

【临床药师、临床医师注意事项】

1. 关于瓜蒌的止咳化痰功效。在《神农本草经》中未载瓜蒌之止咳化痰等功效,重在治疗胸痹、结气,也许当时人们还未认识到栝楼的止咳作用。但其治疗胸痹确沿用至今。

2. 《神农本草经》载有"王瓜"一药。《本经》:"王瓜,味苦寒。主消渴内痹,瘀血月闭,寒热酸痛,益气愈聋。一名土瓜。"栝楼有一别称,亦名土瓜。王瓜其植物形态、临床应用与栝楼颇相似,在古代乃时至今日常混淆不能分别,其根、果实、子亦供药用,以致同名异物,在中药临床药学工作中要注意鉴别。

3. 王瓜 *Trichosanthes cucumeroides*（Ser）Maxim. 与栝楼同科同属,其果实各地亦当瓜蒌入药。土瓜根民间常用于泻热、行血、祛瘀、利水下乳。治疗天行热疾,排脓消肿,通利大小便,生津止渴等。其功能主治与栝楼根相似。《金匮要略》有土瓜根散方（土瓜根、芍药、桂枝、蟅虫各三分）,治疗带下经水不利,少腹满痛等症。

4. 在中医临床药学工作中,临床医师在治疗胸痹病证用药时,处方书写"瓜蒌"有两种情况:①临床医师处方用名书写"瓜蒌壳"或"瓜蒌皮",并非胸痹所用"瓜蒌",故而达不到临床治疗效果。②临床医师处方用名书写规范,处方用名"瓜蒌",而药房调配时只调配成"瓜蒌皮",违背了临床医师用药意图。

瓜蒌皮　Gualoupi

【处方用名】瓜蒌皮——葫芦科 Cucurbitaceae.

【别名】栝楼皮（《雷公炮炙论》）、瓜壳（《四川中药志》）、瓜蒌壳（《中药形性经验鉴别法》）

《中华人民共和国药典》2015 年版一部收载：瓜蒌皮，为葫芦科植物栝楼 Trichosanthes kirilowii Maxim. 双边栝楼 Trichosanthes rosthornii Harms. 的干燥成熟果实，剖开，除去果瓤及种子，阴干。

【性味归经】性寒，味甘，归肺、胃经。

【功能主治】清热化痰，利气宽胸。用于治疗痰热咳嗽，胸闷胁痛。

【注意事项】不宜与川乌、制川乌、草乌、制草乌、附子同用。

【药材鉴别要点】

瓜蒌皮药材常切成二至数瓣，边缘向内卷曲，长 6 ~ 12（15）cm，外表面橙红色至橙黄色，可见斑块及细脉纹，皱缩，有的可见残存果柄；内表面黄白色。质脆，易折断。具焦糖气，味淡，微甜。

【临床药师、临床医师注意事项】

1. 瓜蒌、瓜蒌子、瓜蒌皮，为同基原不同入药部位，在临床应用和处方调配时，要注意其相同点和不同点。

2. 关于瓜蒌皮的止咳化痰功效，在《本经》中没有记载，也许当时人们还没有认识到栝楼的止咳化痰作用，但瓜蒌治疗胸痹、结气确沿用至今。

医籍选论

栝楼实……取子剥壳……味甘补肺捷，性润下气佳。令垢涤郁开，故伤寒结胸必用；俾火弥痰降，凡虚怯痨嗽当求。解消渴生津，悦皮肤去皱。下乳汁。

——明 ·陈嘉谟《本草蒙筌》

清肺，敛肺，宁嗽，定喘。

——清·张锡纯《医学衷中参西录》

润肺降气，止咳祛痰。治疗咽喉疼痛，大便燥结及乳痈。

——《四川中药志》

涤痰结,舒肝郁。治痰热咳嗽,胸胁作痛。

——《中药志》

瓜蒌子　Gualouzi

【处方用名】瓜蒌子——葫芦科 Cucurbitaceae.

【别名】瓜蒌仁(《丹溪心法》),栝楼仁(《药性类明》),栝楼子(《雷公炮炙论》),瓜米(《四川中药志》)

《中华人民共和国药典》2015 年版一部收载:瓜蒌子,为葫芦科植物栝楼 Trichosanthes kirilowii Maxim. 双边栝楼 Trichosathes rosthornii Harms. 的干燥成熟种子。

【性味归经】性寒,味甘。归肺、胃、大肠经。

【功能主治】润肺化痰,润肠通便。用于治疗燥咳痰黏,肠燥便秘。

【注意事项】不宜与川乌、制川乌、草乌、制草乌、附子同用。

【药材(饮片)鉴别要点】

栝楼子:呈扁平椭圆形,长 12～15mm,宽 6～10mm,厚约 3.5mm,表面浅棕色至棕褐色,平滑,沿边缘有一圆沟纹,习称"环状棱纹"。顶端较尖,有种脐,基部钝圆或较狭。种皮坚硬,内种皮膜质,灰绿色,子叶2,黄白色,富含油性。气微,味淡。

双边栝楼子:较之栝楼子大而扁,长 15～19mm,宽 8～10mm,厚约 205mm。表面棕褐色,沟纹明显,而环边较宽,顶端平截,余同栝楼子。

【临床药师、临床医师注意事项】

瓜蒌仁生品,使人烦闷、恶心呕吐和腹泻不良作用,清炒后药性缓和,有效成分易煎出,避免其不良反应,正如张景岳(张介兵)所言:"气味悍劣,善动恶心呕吐。"故瓜蒌仁必须清炒后入药为宜。

医籍选论

下乳汁,又治痈肿。

——唐·孟诜《食疗本草》

补虚劳,口干,润心肺,疗吐血,肠风邪血,赤白痢。

——《日华子本草》

清肺,化热痰,润肠,通大便。

——《饮片新参》

治老年或病后之肠结便秘。

——《中药志》

栝楼仁,苦人谓通肺中郁热,又言其能降气者,总由甘合于寒,能合,能降,能润,故郁热自通。

——《药性类明》

瓜蒌仁,性降而润,能降实热痰涎,开郁结气闭,解消渴,定胀喘,润肺止嗽,但气味悍劣,善动恶心呕吐,中气虚者不宜用。

——《本草正》

瓜蒌仁,体润能去燥,性滑能利窍。凡薄痰在膈,易消易清,不必用此。若郁痰浊,老痰胶,顽痰韧,食痰粘,皆滞于内,不得升降,致成气逆胸闷,咳嗽,烦渴少津,或有痰声不得出,借其滑润之功,以涤隔间垢腻,则痰消气降,胸宽嗽宁,渴止津生,无不奏效。其油大能润肺滑肠,若邪火燥结大便,以此助苦寒之药,则大肠自润利矣。

——《药品化义》

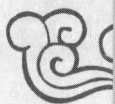

龙胆 Longdan

【处方用名】龙胆——龙胆科 Gentianaceae.

【经文】龙胆,味苦涩。主骨间寒热,惊痫,邪气,续绝伤,定五藏,杀蛊毒。久服益智,不忘,轻身,耐老。一名陵游,生山谷。

本经要义

龙胆:传统中医认为,以其味苦如胆而故名。陶弘景在其《本草经集注》中云:"龙胆今出近道,吴兴为胜。状似牛膝,味甚苦,故以胆为名。"日本·森立之《本草经考注》:"凡药物以龙名者,皆假论其德以神其效耳,以似骨非骨名龙骨,似以眼非眼名龙眼,以似葵非葵名龙葵之类是也。龙胆亦复此例。"因本品味极苦,且以龙为名,故为龙胆。

本草溯源

《吴普本草》未单独立名"龙胆"条,只是在"大豆黄卷"条言及:"大豆黄卷。神农、黄帝、雷公:无毒。采无时。去面皯。得前胡、乌喙、杏子、牡蛎、天雄、鼠屎共蜜和佳,不欲海藻、龙胆。此法大豆初出土黄芽是也。"

《名医别录》:"龙胆,大寒,无毒。主除胃中伏热,时气温热,热泄下痢,去肠中小虫,益肝胆气,止惊惕。生齐朐。二月、八月、十一月、十二月采根。"

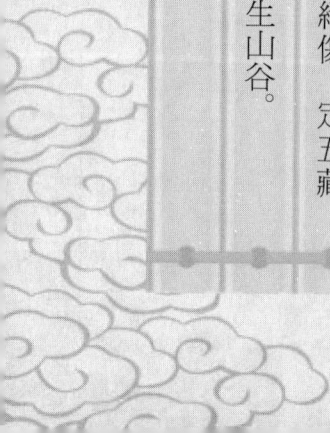

龍膽,味苦澀。主骨間寒熱,驚癇,邪氣,續絕傷,定五藏,殺蟲毒。久服益智,不忘,輕身,耐老。一名陵遊,生山谷。

祝按:陶氏已明确指出,龙胆是以根入药。

《图经本草》:"龙胆,生齐朐山谷及冤句(今山东菏泽)。今近道亦有之。宿根黄白色,下抽根十余本,大类牛膝。直上苗,高余。四月生叶似柳叶而细,茎如小竹枝,七月开花如牵牛花,作铃铎形,青碧色。冬后结子,苗便枯。二月、八月、十一月、十二月采,阴干,俗呼为草龙胆。"

祝按:苏氏对龙胆作了详细植物形态描述,尤其是龙胆根的形态描述很精当,所附药图:"信阳军草龙胆""襄州草龙胆"为龙胆科龙胆属植物。

《植物名实图考》:"滇龙胆,生云南山中,从根族茎,叶似柳微宽,又似橘叶而小;叶中发苞开花,花如钟形,一一上耸,茄紫色,颇似沙参花,五尖瓣而不反卷,白心数点。叶既蒙密,花亦繁聚,逐层开舒,经月未歇。按形与《图经》信阳、襄州二种相类,《滇南本草》:味苦性寒,泻肝经实火,止喉痛。治证俱同。"

祝按:本书所附药图,极为精当。为龙胆科龙胆属植物龙胆草无疑。

骨间寒热:骨间寒热指热邪所致之病。

"寒热",指寒邪和热邪的合称。"骨间寒热"指里热证。肾主骨,故而与肾之寒热邪气有关。《神农本草经实录》云:"龙胆主骨间寒热,治肝邪犯肾之寒热。惊痫邪气,肝火犯心之邪。"龙胆性味大苦大寒,善能清解热邪,特别是肝胆火盛和肝胆湿热所致之证。如龙胆泻肝汤治证。故《本经》言:"主骨间寒热"。

惊痫邪气:指惊痫病邪,为热盛引发风动所致。"热极生风"。"惊痫":详见牛黄"经文要义"之"惊痫"解,可互参。

续绝伤:"绝",一是表断绝,不连续。《说文·系部》:"绝,断丝也。"段玉裁改为:"断丝也"。("断之则为二,是曰绝。")《广雅·释诂一》:"绝,断也。"《史记·刺客列传》:"秦王惊,自引而起,袖绝。"汉曹操《苦寒行》:"水深桥梁绝,中路正徘徊。"二是表指气息中止,昏死。

汉曹操《董卓歌词》："郑康成行酒，伏地气绝。"《南史孝义传上·师觉授》："闻家哭声，一叫而绝，良久乃苏。"《封神演义》第七回："血染衣襟，昏绝于地。"

"伤"，表损害。《字汇·人部》："伤，损也。"

"绝伤"此处指筋骨痿软，湿热之邪浸淫肌肉与筋骨所致之筋骨痿软而谓之"绝伤"。

"续绝伤"即治疗绝伤。龙胆苦寒，具清热燥湿之功，能解除湿热病邪，故而具有"续绝伤"之能。临床上重症肌无力、多发性肌炎、周期性瘫痪、强直性脊柱炎等病证属湿热证者，均可用其以配伍他药以治疗。

定五藏："五藏"指心、肝、脾、肺、肾五个脏器的合称。"脏"是指胸腹腔内那些组织充实，并能贮存、分泌或者制造精气的脏器。

《黄帝内经素问》卷三·五脏别论篇第十一："所谓五脏者，藏精气而不泻也，故满而不能实。六腑者，传化物而不藏，故实而不能满也。"

《黄帝内经灵枢》卷七·木脏论篇第四十七："五脏者，所以藏精神血气魂魄者也。六腑者，所以化水谷而行津液者也。"

根据中医藏象学说，五脏是人体生命活动的中心，精神意识活动分属于五脏，加上六腑的配合，把人体表里的组织器官联系起来，构成一个统一的整体。传统中医认为，肝胆有热，最易侵犯他脏，龙胆能够清肝泻火，可使他脏不受肝火之侵，尤其适用于治疗脾胃疾患。故《本经》言："定五脏。"

杀蛊毒："蛊"有四义。

一是泛指由虫毒结聚，肝脾受伤，络脉淤塞所致的鼓胀病。如虫臌、蛊胀、鼓胀等简称（似现今血吸虫鼓胀病）。

二是指男子房劳病证（《左传·昭公元年》称之为"近女室"）。

三是指少腹郁热疼痛而小便白浊的病证。《黄帝内经素问》卷六·玉机真脏论篇第十九："是故风者百病之长也，今风寒于人，使人毫毛毕直，皮肤闭而为热，当是之时，可汤熨及火灸刺而去之……弗治，脾传之肾，病名曰疝瘕，少腹冤热而痛，出白，一名曰蛊，当此之时，可按可药。"

四是指古代一种用毒虫所作的毒药。

"蛊毒"，中医病名。出自晋·葛洪《肘后备急方》卷七·治中蛊毒方第六十三：葛氏方疗蛊毒下血方等。

《诸病源候论》卷二十五·蛊毒等病诸候，将蛊毒分为：蛊毒候、蛊吐血候、蛊下血候、氐羌毒候、猫鬼候、野道候、射工候、沙虱候、水毒候。巢元方在"蛊毒候条"云："凡蛊毒有数种，皆是变惑之气。人有故造作之，多取虫蛇之类，以器皿盛贮，任其自相啖食；唯有一物独在者，即谓之为蛊，便能变惑，随逐酒食，为人患祸。患祸于佗则蛊主吉利，所以不羁之徒，而蓄事之，又有飞蛊，去来无由，渐状如鬼气者，得之卒重。凡中蛊病，多趋于死。以其毒害势甚，故云蛊毒。"

蛊毒病，多因感染变惑之气，或中蛊毒所致。症状复杂，变化不一，其病情一般较重。蛊毒病可见于一些危重病证，如羌虫病，急、慢性吸血虫病，重症肝炎，肝硬化，重症菌痢，阿米巴痢疾等。

益志不忘，轻身耐老：该功效应理解为龙胆的间接功效。因人感受火热之邪，可使人"蒙闭心窍"，而使人昏蒙、健忘等。龙胆草能够倾泻肝胆之火，醒神，改善患者因热病所致之记忆力减退。无病一身轻。故《本经》言：益智、不忘、轻身、耐老。

药物解读

《中华人民共和国药典》2015 年版一部收载：龙胆，为龙胆科植物条叶龙胆 *Gentiana manshurica* Kitag. 龙胆 *Gentiana scabra* Bunge. 三花龙胆 *Gentiana triflora* pall. 或坚龙胆 *Gentiana rigescens* Franch. 的干燥根及根茎。

【性味归经】性寒，味枯。归肝、胆经。

【功能主治】清热燥湿，泻肝胆火。用于治疗湿热黄疸，阴肿阴痒，带下，湿疹瘙痒，肝火目赤，耳鸣耳聋，胁痛口苦，强中，惊风抽搐。

【药材鉴别要点】

根茎呈不规则的块状，长 1～3cm，直径 0.3～1cm；表面暗灰棕色或深棕色，上端有茎痕或残留茎基，周围和下端着生多数细长的根。根圆柱形,略扭曲,长 10 ~ 20cm,直径 0.2 ~ 0.5cm;表面淡黄色或黄棕色,上部多有显著的横皱纹,下部较细,有纵皱纹及支根痕。质脆,易折断,断面略平坦,皮部黄白色或淡黄棕色,木部色较浅,呈点状环列。气微,味极苦。

【饮片鉴别要点】

龙胆饮片呈不规则的横切段,段长 10mm,最长不超过 15mm,根茎呈不规则的块片,表面暗灰色至深棕色。根饮片呈圆柱形,表面淡黄色至黄棕色,有的可见横皱纹,具纵皱纹。饮片切面皮部黄白色至棕黄色,木部黄白色较皮部浅,且具筋脉点。气微。味极苦。

【拓展阅读——中药饮片鉴别专用术语】

筋脉与筋脉点　"筋脉"特指中药材组织内的纤维束或维管束。药材折断后其纤维束或维管束呈参差不齐的丝状,犹如人体的筋脉,又称"筋"。"筋脉点"指药材横切面,表面表现出的点状痕迹,称之为"筋脉点"。若为较大的维管束痕,则称之为"筋脉纹"。

【拓展阅读——对龙胆与龙胆草的认识】

在古代医药文献中,龙胆、龙胆草均指龙胆根入药,非指龙胆地上部位。龙胆草(龙胆地上部位)没有龙胆根的临床疗效。犹如柴胡根入药,不是柴胡苗(紫胡地上部分)。临床疗效天壤之别。

【临床药师、临床医师注意事项】

1.《四川省中药材标准》2010 年版收载:龙胆草,为龙胆科龙胆属植物头花龙胆 *Gentiana cephalantha* Franch. 的干燥全草。为地方习用品种。不是国家标准之龙胆,造成中医处方用名和药房调配实附品种混乱,影响中医临床疗效。中药临床药学工作中要高度注意和重视。

2.《药典》龙胆拉丁名为:GENTIANAE RADIX ET RHIZOMA 意为龙胆科龙胆属植物的根及根茎均可当龙胆入药。基层中医药人员要引起注意。

医籍选论

龙胆草根味极苦,气兼涩,性大寒。茎如竹枝,花开青碧,禀东方木气,故有龙胆之名。龙乃东方之神，胆主少阳甲木，苦走骨，故主治骨间寒热。涩类酸，故除惊痫邪气。胆主骨，肝主筋，故续绝伤。五脏六腑皆取决于胆，故定五脏。山下有风曰蛊，风气升而蛊毒自杀矣。

——清·张志聪《本草崇原》

龙胆草，味苦，大寒，入足厥阴肝、足少阳胆经。清肝退热，凉胆泻火。龙胆草除肝胆郁热，治眼肿赤痛，弩肉高起，疗臁疮发黄，膀胱热涩，除咽喉肿痛诸证。中寒者，勿服。

——清·黄元御《玉楸药解》

龙胆，味苦涩。主骨间寒热，治肝邪犯肾之寒热。惊痫邪气，肝火犯心之邪。续绝伤，敛筋骨之气。定五脏，敛脏中之气。杀蛊毒。除热结之气。久服，益智不忘，收敛心中之神气。轻身耐老。热邪去而正气归，故有此效。

药之味涩者绝少，龙胆之功皆在于涩，此以味为主也。涩者，酸辛之变味，兼金木之性者也，故能清敛肝家之邪火。人身惟肝火最横，能下挟肾中之游火，上引包络之相火，相持为害。肝火清，则诸火渐息，而百体清宁矣。

——清·徐大椿《神农本草经百种录》

龙胆，气味苦、涩、大寒，无毒。主骨间寒热，惊痫邪气，续绝伤，定五脏，杀蛊毒。张隐庵曰：龙乃东方之神，胆主少阳甲木，苦走骨，故主骨间寒热。涩类酸，故除惊痫邪气。胆主骨，肝主筋，故续绝伤。五脏六腑，皆取决于胆，故定五脏。山下有风曰蛊，风气升而蛊毒杀矣。

——清·陈修园《神农本草经读》

龙胆草，专入肝胆，兼入膀胱、肾。大苦大寒，性禀纯阴。大泻肝胆火郁。时珍曰：相火寄在肝胆，有泻无补，故龙胆之益肝胆之气，正以其能泻肝胆之邪热也。兼入膀胱、肾经，除下焦湿热，与防己功用相同，故书载治骨间寒热，惊痫蛊膈、天行瘟疫、热利疸黄、寒湿脚气，脚气因足伤于寒湿而成，但肿而痛者为湿脚气，宜清热利湿搜风，拘挛枯细，痛而不肿者名干脚气，宜养血润燥。咽喉风痹，并酒炒，同柴胡则治赤睛胬肉。汪昂曰：目疾初起，宜发散，忌用凉药。大邪肝胆实火，兼除肾经湿热，但此苦寒至极,冯兆张云其等于严冬。黯淡惨肃,万草凋残,苦寒伐标,宜暂而不宜久。如圣世不废刑罚,所以佐德意之无穷,苟非气壮实热者,率尔轻投,其败也必矣!

——清·黄宫绣《本草求真》

麻黄　Mahuang

附：麻黄根 Mahuanggen

【处方用名】麻黄——麻黄科 Ephedraceae.

【经文】麻黄,味苦温。主中风伤寒头痛温疟,发表,出汗,去邪热气,止咳逆上气,除寒热,破癥坚积聚。一名龙沙。

本经要义

麻黄:药材麻黄表面浅绿色,若放置日久,则变为黄色。古人认为麻黄以陈年者为佳,故用者多见黄色,故以"黄"为名。又因其茎有细纵棱线,手触之有粗糙感(古人认为不光滑者曰"麻"),故冠以"麻"之名。故此麻黄之名由来。

历代本草溯源

《吴普本草》:"麻黄,一名卑相,一名卑盐。神农、雷公:苦、无毒。扁鹊:酸,无毒。李氏:平。或生河东(今山西省及河北西部)四月、立秋采。"

《名医别录》:麻黄,微温,无毒。主治五藏邪气缓急,风胁痛,字乳余疾,止好睡,通腠理,疏伤头痛,解肌,洩(泄)恶气,消赤黑斑毒。不可多服,令人虚。一名卑相,一名卑监。生晋地及河东。立秋采茎,阴干令青。"

麻黄,味苦溫。主中風傷寒頭痛溫瘧,發表,出汗,去邪熱氣,止咳逆上氣,除寒熱,破癥堅積聚。一名龍沙。

《本草经集注》："麻黄，味苦，温，微温，无毒……今出青州（今山西益都）、彭城（今江苏铜成）、荣阳、中牟（今河南省境内）者为胜，色青而多沫。蜀中亦有，不好。用之折除节，节止汗故也。先煮一两沸，去上沫，沫令人烦。其根亦止汗。夏月杂粉用之。世用治伤寒，解肌第一。"

《图经本草》：麻黄，生晋地及河东。今近京多有之，以荣阳、中牟者为胜。春生苗，至夏五月则长及一尺以来，梢上有黄花，结实如百合瓣而小；又似皂荚子，味甜。微有麻黄气。外红皮，裹人（仁）子黑。根紫赤色。俗说有雌雄二种，雌者于三月四月内开花，六月内结子，雄者无花不结子。至秋后收采真茎，阴干，令青。"

据上论述，古今所用麻黄，其品种和入药部位、临床性效基本相同。

味苦温：《本经》言：麻黄，性温，味苦。《临床中药学》：麻黄，性温，味辛，微苦。归肺、膀胱经。《中国药典》载：麻黄，性温，味辛，微苦。归肺、膀胱经。

中风伤寒头痛："中风"，指中医病名，亦称卒中（急骤的风证）。指猝然昏仆，不省人事，或突然口眼歪斜，半身不遂，言语不利的病证。泛指脑血管意外等疾病。

"伤寒"，中医病名，其义有三。

一是指广泛的伤寒，为多种外感病的总称。《黄帝内经素问》卷九·热论篇第三十："今夫热病者，皆伤寒之类也。"又曰："人之伤寒者，则为热病。"《伤寒杂病论》以伤寒命名，即包括多种外感热病。

二是指狭义之伤寒。指因外受寒邪，感而即之病变。《难经》第五十八难："伤寒有五，有中风、有伤寒、有湿温、有热病、有温病，其所苦各不同。"其中所称"伤寒"，即狭义的"伤寒"。《伤寒论》卷二·辨太阳病脉证并治法上第五："太阳病，或已发热，或未发热，必恶寒，体痛，呕逆，脉阴阳俱紧者，名曰伤寒。"这是指太阳表证之伤寒。

三是指冬季感受寒邪所致之病证。晋·王叔和《伤寒例》："冬时严寒，触冒之者，乃名伤寒耳。"王氏又云："从霜降以后，至春分以前，凡有触冒霜雾,中寒即病者,谓之伤寒。"王氏除了说明发病的原因外,还认为与季节有关(季节性),又名正伤寒。

"头痛",中医病证名,亦称头疼。凡整个头部以及头的前、后、偏侧部的疼痛,总称头痛。《黄帝内经素问》卷五·平人气象论篇第十八:"欲知寸口太过与不及,寸口之脉中手短者,曰头痛。"

头为诸阳之会,精明之府,五脏六腑之气血皆上会于此。凡六淫外感,脏腑内伤,导致阳气阻塞,浊邪上踞,肝阳上亢,精髓气血亏损,经络运行失常等,均能导致头痛。更多详情,请参阅防风"经文要义"之"头眩痛"解,可互参。

温疟:中医病证名,疟疾病之一。《黄帝内经素问》卷十·疟论篇第三十五:帝曰:先热而后寒者何也? 岐伯曰:此先伤于风而伤于寒,故先热而后寒也,亦以时作,名曰温疟。"该病是指因素有伏热,复感疟邪所致者。《金匮要略》卷上·疟病脉证并治第四:"温疟者,其脉如平,身无寒但热,骨节疼烦,时呕,白虎加桂枝汤主之。"

发表:即指发汗解表之意。有恶寒、发热、头痛、强项、身痛、无汗、脉浮等症,皆宜发表而治之。

出汗:即发汗,使人汗出。与发表近义。是通过开泄腠理,调和营卫,发汗祛邪,以解除表邪的治病方法。《黄帝内经素问》卷二·阴阳应象大论篇第五:"……其在皮者,汗而发之。"这是汗法的应用原则和立论根据。汗法有退热、透疹、消水肿、祛风湿等作用。主要适用于治疗外感表证及具有表证的痈肿、麻疹、水肿早期等。发汗解表以汗出邪去为目的。

去邪热气:指祛热邪之气。一般情况下,风寒外束肌表,阳气内郁而出现之发热,这种热邪的治疗方法是发汗。麻黄能除恶寒发热,故《本经》言:"去邪热气"。

止咳逆上气:参阅当归"经文要义"之"咳逆上气"解。可互参。

除寒热:参阅甘草"经文要义"之"寒热"解,可互参。

破癥坚积聚:参阅丹参"经文要义"之"寒热聚,破癥除瘕"解,可互参。

药物解读

《中华人民共和国药典》2015 年版一部收载:麻黄,为麻黄科植物草麻黄 *Ephedra sinica* Stapf. 中麻黄 *Ephedra intermedia* Schrenk. et C. A. Mey. 木

贼麻黄 *Ephedra equisetina* Bge. 的干燥草质茎。

【性味归经】性温，味辛、微苦。归肺、膀胱经。

【功能主治】发汗散寒，宣肺平喘，利水消肿。用于治疗风寒感冒，胸闷喘咳，风水浮肿。蜜炙麻黄：润肺止咳。多用于治疗表证已解，气喘咳嗽等。

【药材鉴别要点】

草麻黄　呈细长圆柱形，少分枝；直径2mm。有的带少量棕色木质茎。表面淡绿色至黄绿色，有细纵脊线，触之微有粗糙感。节明显，节间长 2 ～ 6cm。节上有膜质鳞叶，红棕色。体轻，质脆，易折断，断面略呈纤维性，周边绿黄色，髓部红棕色，近圆形，（俗称"玫瑰心"）。气微香，味涩、微苦。

中麻黄　呈长圆柱形，多分枝，直径1.5 ～ 3mm，表面黄绿色，触之有粗糙感。节间明显，膜质鳞叶长 2 ～ 3mm，裂片3（稀2），先端锐尖。质脆，体轻，易折断，断面髓部呈三角状圆形。味涩，微苦。

木贼麻黄　较多分枝，直径 1 ～ 1.5mm，触之无粗糙感。节间长 1.5 ～ 3cm。膜质鳞叶长 1 ～ 2mm；裂片2（稀3），上部为短三角形，灰白色，先端多不反曲，基部棕红色至棕黑色。余同草麻黄。

【饮片鉴别要点】

饮片呈横切圆柱形段，表面淡黄绿色至黄绿色，粗糙，有细纵脊线，可见节上细小鳞叶。切面中心呈红黄色。气微香，味涩、微苦。

【拓展阅读——中药饮片鉴别专用术语】

玫瑰心　麻黄的髓部近玫瑰红色，为麻黄类生物碱主要分布部位。

【拓展阅读——关于麻黄去节之说】

古人用麻黄需去节。现代药理学研究，麻黄节生物碱含量很低，去节后提高了入药部位的有效成分，即保证了麻黄的发汗作用。古人认为麻黄节止汗是有道理的，但麻黄节占比量很小，故现代中医用药无必要去节。

【拓展阅读——符合《药典》要求的麻黄种类】

目前我国麻黄属 Ephedra 植物有 12 种和 2 个变种。符合《中国药典》对麻黄总生物碱含量的（0.8% 以上）共有 9 种麻黄。除《药典》收载的三种外，尚有以下几种：

1. 单子麻黄 *Ephedra monosperma* Gmel. ex Mey.

2. 异株矮麻黄 *Ephedra minuta* Florin var. dioeca C. Y. Cheng.

3. 藏麻黄 *Ephedra saxatilis* Royle. ex Florin.

4. 西藏麻黄 *Ephedra intermedia* Schrenk. ex Mey. var. tibetica Stapf.

5. 山岭麻黄 *Ephedra gerardiana* Wall.

6. 丽江麻黄 *Ephedra likiangensis* Florin.

以上各种均可以麻黄入药，各基层医院和乡村医生可选用。

【临床药师、临床医师注意事项】

1. 麻黄从古至今，均用于以发汗、解表、镇咳、止喘、利水、消肿。用于治疗风寒感冒，胸闷喘咳，风水肿，支气管哮喘等病。而其根则用于止汗（自汗、盗汗）。二者功效迥别。

2. 关于麻黄能"破癥坚积聚"，现代很少论及，麻黄具有一定活血作用，因癥坚积聚为寒气凝血而成，麻黄发汗散寒凝，故可主之。

医籍选论

植麻黄之地，冬不积雪，能从至阴而达阳气于上。至阴者，盛水也，阳气者，太阳也。太阳之气，本膀胱寒水，而气行于头，周遍于通体之毛窍。

主治中风伤寒头痛者，谓风寒之邪，病太阳高表之气，而麻黄能治之也。温疟发表出汗，去邪热气者，谓温疟病藏于肾，麻黄能起水气而周遍于皮毛，故主发表出汗，而去温疟邪热之气也。

治咳逆上气者，谓风寒之邪，闭塞毛窍，则里气不疏而咳逆上气。麻黄空细如毛，开发毛窍，散其风寒，则里气外出于皮毛，而不咳逆上气矣。除寒热，破癥坚积聚者，谓在外之寒热不除，致中土之气不能外达，而为癥坚积聚。麻黄除身外之寒热，则太阳之气出入于中土，而癥坚积聚自破矣。

——清·张志聪《本草崇原》

麻黄气温，禀春气而入肝；味苦无毒，得火味而入心。心主肝，肝主疏泄，故为发汗上药。其所主皆系无汗之证。

太阳证中风伤寒，头痛、发热、恶寒、无汗而喘，宜麻黄以发汗。但热不寒，名曰温疟，热甚无汗、无痛，亦宜麻黄以发汗。咳逆上气，为手太阴之寒证；发热恶寒，为足太阳之表证，亦宜麻黄以发汗。

即癥坚积聚为内病，亦系阴寒之气凝聚于阴分之中，日积月累而渐成。得麻黄之发汗，从阴出阳，则癥坚积聚自散。凡此皆发汗之功也。

根节古云止汗，是引止汗之药以达于表而速效，非麻黄根节自能止汗，旧解多误。

—— 清·陈修园《神农本草经读》

麻黄气温,禀天春和之木气,入足厥阴肝经;味苦无毒,得地南方之火味,入手少阴心经。气味轻升,阳也。

心主汗,肝主疏泄,入肝入心,故为发汗之上药也。伤寒有五,中风伤寒者,风伤卫,寒伤营,营卫俱伤之伤寒也;麻黄温以散之,当汗出而解也。温疟,但热不寒之疟也,温疟而头痛,则阳邪在上,必发表出汗,乃可去温疟邪热之气,所以亦可主以麻黄也。

肺主皮毛,皮毛受寒,则肺伤而咳逆上气之症生矣;麻黄温以散皮毛之寒,则咳逆上气自平。寒邪郁于身表,身表者,太阳经行之地,则太阳亦病而发热恶寒矣;麻黄温以散寒,寒去而寒热除矣。症坚积聚者,寒气凝血而成之积也,寒为阴,阴性坚;麻黄苦入心,心主血,温散寒,寒散血活,积聚自破矣。

根节气平,味甘无毒,入足太阳脾经、手太阴肺经,所以止汗也。

——清·叶天士《本草经解》

味甘温。主中风伤寒,头痛温疟,发表出汗,去邪热气,凡风寒之在表者,无所不治,以能驱其邪,使皆从汗出也。止咳逆上气,轻扬能散肺邪。除寒热,散荣卫之外邪。破症坚积聚。散脏腑之内结。

麻黄,轻扬上达,无气无味,乃气味之最清者,故能透出皮肤毛孔之外,又能深入积痰凝血之中。凡药力所不到之处,此能无微不至,较之气雄力浓者,其力更大。盖出入于空虚之地,则有形之气血,不得而御之也。

—— 清·徐大椿《神农本草经百种录》

麻黄,味苦、辛、气温,入手太阴肺经经、足太阳膀胱经。入肺家而行气分,开毛孔而达皮部,善泻卫郁,专发寒邪。治风湿之身痛,疗寒湿之脚肿,风水可驱,溢饮能散。消咳逆肺胀,解惊悸心忡。

麻黄发表出汗,其力甚大,冬月伤寒,皮毛闭塞,非此不能透发。一切水湿痰饮,淫溢于经络关节之内,得之霍然汗散,宿病立失。但走泻真气,不宜虚家。汗去阳亡,土崩水泛,阴邪无制,乘机发作,于是筋肉瞤动,身体振摇,惊悸奔豚诸证风生,祸变非常,不可不慎!

——清·黄元御《长沙药解》

麻黄根　Mahuanggen

【处方用名】麻黄根——麻黄科 Ephedraceae.

麻黄根之名首载于《本草经集注》："麻黄……其根亦止汗,夏月杂粉用之。"

麻黄根主入肺经。肺主皮毛,故能行周身之表实肌腠,固卫气,收敛止汗,为止汗专药。

药物解读

《中华人民共和国药典》2015 年版一部收载:麻黄根,为麻黄科植物草麻黄 *Ephedra sinica* Stapf. 中麻黄 *Ephedra intermedia* Schrenk. et C. A. Mey. 的干燥根及根茎。

【性味归经】性平,味甘、涩。归心、肺经。

【功能主治】固表止汗。用于治疗体虚自汗、盗汗。

【药材鉴别要点】

药材鉴别要点　药材呈圆柱形,略弯曲,长 8 ~ 25cm,直径 0.5 ~ 1.5cm,表面红棕色至灰棕色,有纵皱纹及支根痕,外皮粗糙,易成片状剥落,上端较粗,偶有膨大的根头,下部较细,常扭曲。根茎粗细均匀,具突起的节,节间长 0.7 ~ 2cm,体轻,质硬脆,易折断,断面皮部黄白色,木部淡黄色至黄色,放射状排列,根茎中部有髓。无臭,味微苦。

饮片鉴别要点　饮片呈类圆形或不规则厚片,片厚约 4mm,外表皮红棕色至灰棕色,有纵皱纹及支根痕,饮片切面皮部黄白色,木部淡黄色至黄色,具纤维性,可见放射状纹理,有的饮片中心有髓。气微,味微苦。

【拓展阅读——古代本草文献对麻黄根的认识】

《滇南本草》："止汗,实表气,固虚,消肺气,梅核气。"

《本草纲目》："麻黄发汗之气,骏不能御,而根节止汗,效如影响。物理之妙,不可测度如此。止汗有风湿、伤风、风温、气虚、血虚、脾虚、阴虚、胃热、痰饮、中暑、亡阳、柔痓诸证,皆可随证加而用之。当归六黄汤加麻黄根治盗汗尤捷,盖其性能行周身肌表,故能引诸药外至卫分而固腠理。《本草》但知朴之法,而不知服饵之功尤良也。"

《本草正义》："麻黄发汗,而根节专于止汗,昔人每谓物理之奇异。不知麻黄轻杨,故走表而发汗,其根则深入土中,自不能同其升发之性。况苗则轻杨,根则重坠,一升一降,理有固然。然正惟固是一体,则轻杨走表之性犹存,所以能从表分而收其散越,敛其轻浮,以归还于里。是固根荄手束之本性,则不特不能发汗,而并能使外发之汗敛而不出,此则麻黄根所以有止汗之功力,投以辄效者也。"

按:前人告诫,麻黄根之止汗作用,非麻黄根独立止汗也,与地上部分麻黄有同样发汗作用。麻黄根用于止汗(盗汗、自汗),非配伍他药则能达到满意之效果。临床医师要特别引起注意,正如陈修园所言:"麻黄根节,古云止汗,是引止汗之药,以达表而速效,非麻黄根节自能止汗,旧解多误。"切记! 切记!

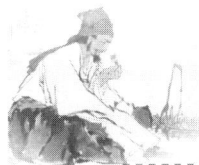

木香　Muxiang

附：川木香 Chuanmuxiang、土木香 Tumuxiang、
青木香 Qingmuxiang

【处方用名】木香——菊科 Compositae.

【经文】木香，味辛。主邪气，辟毒疫温鬼，强
志，主淋露。久服，不梦寤魇寐。生山谷。

本经要义

木香：《名医别录》："木香，温，无毒。治气劣，
肌中偏寒，主气不足，消毒，杀鬼、精物、温疟、蛊毒，
行药之精。久服轻身致神仙。一名蜜香。生永昌
（今云南保山县）。"

历代本草溯源

《本草经集注》："木香，味辛，温，无
毒……此即青木香也。永昌不复贡，今皆从
外国舶上来，乃云秦国。以治毒肿，消恶气，
有验。今皆用合香，不入药用。惟汁蛀虫丸
用之，常能煮以沐浴，大佳尔。"

按：陶氏所言"青木香"，有两种，即现今临
床上所用菊科植物川木香和马兜铃科植物青木
香，"今皆从外国舶上来"，应为进口木香，俗称
广木香、老香。木香原产地为克什米尔，与我国
喜马拉雅山、昆仑山等地接壤。至此木香有两
种：一种为国外进口木香，称之为广木香；一种
为国产川木香，均为菊科植物。亦就是说《本经》

木香，味辛。主邪氣，辟毒疫溫鬼，強志，主淋露。久服，不梦窹魇寐。生山谷。

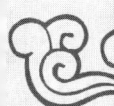

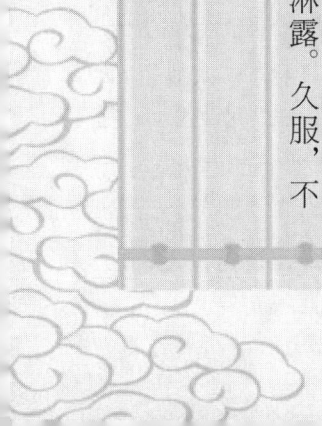

所言木香,应为国产川木香,有驱蛔虫作用。

《图经本草》:"木香,生永昌山谷。今惟广州舶上有来者,他无所出。"陶隐居云:"即青木香也,果窠大类茄子,叶似羊蹄而长,花如葱实黄黑,亦有叶如山芋而紫花者,不拘时采根芽为药。以其形如骨者良。江淮中亦有此种,名土青木香,不堪入药用。伪蜀王昶苑中亦尝种之,云:苗高三四尺,叶长八、九寸,软而有毛,开黄花,恐亦是土木香种也……"所附药图均不是菊科植物。其中药图"滁州青木香"和"海州青木香",应是马兜铃科植物。

按:苏氏言:"今惟广州舶上来者,他无所出。以其形如枯骨者良。"肯定是进口广木香。只是从药材形状而言,均未见有植物形态描述。因当时中国不产,所以均没有见过其原植物。苗高三四尺,叶长八九寸,软而有毛,开黄花。应是菊科植物川木香。

唐·《新修本草》:"此有二种,当以昆仑来者为佳,出西胡来者不善。叶似羊蹄长大,花如菊花,其实黄黑,所在亦有之。"

祝按:唐·萧炳《四声本草》在青木香条云:"功用与木香同。又云昆仑船上来,形如枯骨者良。"说明古代药用木香有很多种,以进口木香"形如枯骨者良",其香气浓烈。

清·吴其濬《植物名实图考》木香条所载药图与宋《图经本草》所载药图相同。并指出:"《本经》所载,无外番所产,或古今异物。近时用木香治气极效。"已明确指出:《本经》所言木香,不是进口木香。

祝按:"昆仑舶上来,形如枯骨"即进口木香,习称"广木香",质量最好。但广木香和川木香,其临床性效是有差异的,川木香有驱蛔之功,而广木香没有,再则,广木香性猛,川木香性缓。

综上所述:①《神农本草经》所载木香,非国外进口木香,应为国产川木香。②梁代以后至今所用木香,为进口木香,习称"广木香"或国产木香与进口木香同等入药。③国产引种栽培木香,俗称"云木香",原广木香(老香),现已很少见了。其临床性效与进口广木香相同。处方用名:木香,商品用名:云木香。

邪气：请参阅附子"本经要义"之"邪气"条，可互参。

辟毒疫温鬼："辟"表"除""扫除"之义。《尔雅·广言》：辟，除也。"辟"为"闢"的简化字，通"避"。清·朱骏声《说文定声·解部》："辟，段借为避。"《左传·僖公二十八年》："微楚之意不乃此，退三舍辟之，所以报也。"《汉书·武五子传》："时上疾，辟暑甘泉宫。"

"毒疫"，中医之"毒气""疫疠"之气，具有强烈的传染性之致病邪气，古人认为，其产生及其致病流行，与久旱、酷热等反常气候有关。

"温"，指春季发生的温病，或泛指温病的简称。《黄帝内经素问》卷一·生气通天论第三："春伤风，邪气留连，乃为洞泄。夏伤于暑，秋为痎疟。秋伤湿，上逆而咳，发为痿厥。冬伤于寒，春必温病。四时之气，更伤五脏。"

"温病"简称"温"，出自《黄帝内经素问》卷二十一·六元正纪大论篇第七十一："终之气，阳气布，候反温，蛰虫来见，流水不冰，民乃康平，其病温。"

"鬼"，释义有二。

一是指迷信的人以为人死后离开形体而存在的精灵。《正字通·鬼部》："鬼，人死魂魄为鬼。""鬼"，古通"魄"。古人说它是能离开身体而存在的精神。

二是指万物的精灵《诗·小雅·何人诗》："为鬼的蜮[1]，则不可得。"《论衡·订鬼》："鬼者物也，与人无异，天地之间，有鬼之物，常在四边之外，时往来中国，与人杂厕。"此处"鬼"，喻隐秘不测。

《韩非子·八经》："故明主之行制也天，其用人也鬼。"旧注："如鬼之隐密。"陈其猷集："人字疑为术之误……鬼乃隐密不可捉摸者，故以鬼为喻。"此处引申为时疫病邪，隐秘不测，以伤人体为患。

"辟毒疫温鬼"，指木香可以预防或驱除各种瘟疫邪气之病邪。

强志："强"，增强，治疗。"志"意念，心情。《说文·心部》："志，意也。"又指神志。宋玉《神农赋》："罔兮不乐，怅失志。"《清平山塘活本·简帖和尚》："那婆子听得叫，失张失志。"《本草纲目》主治第三卷·百病主治药·健忘："远志，安志强魂，主思虑伤脾，健忘怔忡，自汗

---

① 蜮：yu，传说中的一种害人的动物。

惊悸。"

"强志"，安魂定志。与前文"辟毒疫温鬼"相系。

淋露：指汗出如露珠状。

"淋"，通"痳"，表淋病。《黄帝内经素问》卷二十一·六元正纪大论篇第七十一："其病中热胀，面目浮肿，善眠，䶉衄嚏欠呕，小便黄赤，甚则淋。"

"淋"又通"霖"，往下滴的样子。如风吹雨淋。《莊子·大宗师》"霖雨十日。"唐·陆德明释文："霖。本又作淋。"《古今小说·羊角衰舍命全交》："比及天晓，淋雨不止。"

"露"，雾露，露水。空气中水汽因地面或地面的物体发散能量而凝结在其上的水珠。《玉篇》："露，天之津液下，所润万物也。"引申为人体发热，汗出如雾露状。《中国医学大辞典》："淋露，汗出如露滴也。"《黄帝内经灵枢》卷十一·九宫八风第七十七："两实一虚，病则为淋露寒热。"

不梦寤魇寐："梦"，指人在睡眠时，局部大脑皮质进行表象活动所形成的幻象。《论语·死伪》："梦，象也。"《正字通·夕部》："梦，寐中所见事与形也。"鲁迅《呐喊·明天》："宝儿，你该还在这里，你给我梦你见见罢。"

"寤"（wu，音悟），意为睡醒。《小尔雅·广言》："寤，觉也。""寤"通"悟"，醒悟。清·段玉裁《说文解字·寢部》：寤，昼见而夜寢也。

"魇"（yan，音掩），病证名。出自晋代葛洪《肘后备急方》卷一·治卒魇寐不寤方第五："魇卧寐不寤者，皆魂魄外游，为邪所执録，欲还未得所忌，火照，火照遂不复入。而有灯光中，魇者是本由明出，但不反身中故耳。"患者常因惊险怪诞之恶梦恶惊叫，或梦中觉有物压住躯体，身体沉重，欲动不能，欲呼不出，挣扎良久，一惊而醒。此病多因心火炽盛所致。治宜养血安神，清心泻火等。

"寐"（mei，音妹），睡，睡着，入睡。《说文·寢部》："寐，卧也。"段玉裁注："俗所谓睡着也。"《诗·邶风·柏舟》："耿耿不寐，如有隐忧。"毛泽东《送瘟神》："浮想联翩，夜不能寐。"

以上诸症，木香配以它药可治之，故《本经》言："久服，不梦寤魇寐。"

药物解读

《中华人民共和国药典》2015 年版一部收载：木香，为菊科植物木香 *Aucklandia lappa* Decen. 的干燥根。

【**性味归经**】性温，味辛、苦。归脾、胃、大肠、三焦、胆经。

【**功能主治**】行气止痛，健脾消食。用于治疗胸胁、脘腹胀痛，泻痢后重，食积不消，不思饮食。煨木香实肠止泻，用于治疗泄泻腹痛。

【**药材鉴别要点**】

药材鉴别要点　本品呈圆柱形或半圆柱形，形如枯骨，俗称"鳝鱼筒"。长 5 ~ 10cm，直径 0.5 ~ 5cm。表面黄棕色至灰褐色，有明显的皱纹、纵沟及侧根痕。质坚，不易折断，断面灰褐色至暗褐色，周边灰黄色或浅棕黄色，形成层环棕色，有放射状纹理及散在的褐色点状油室。俗称朱砂点。气香特异，味微苦。

饮片鉴别要点　饮片呈类圆形或呈不规则厚片，片厚约 4mm，外表皮黄棕色至灰褐色，有纵皱纹。饮片切面棕黄色至棕褐色，中部有明显菊花心状的放射状纹理，形成层环棕色，褐色油室点（俗称"朱砂点"）散在。气香特异，味微苦。

【**拓展阅读——中药饮片鉴别专用术语**】

鳝鱼筒　特指木香的根呈圆柱形、半圆柱形或枯骨状，形如烹调好的鳝鱼段。

朱砂点　特指中药饮片横切面上可见散在的棕色或黄橙色油室点。

【**临床药师、临床医师注意事项**】

1. 古代医药文献中，木香包括今之云木香、土木香、川木香、青木香。

2. 《药典》关于木香收载有以下几种：

菊科植物木香 *Aucklandia lappa* Decne. 的根，俗称广木香（进口），云木香（国产）。性温，味辛苦。归脾、胃、大肠、三焦、胆经。行气止痛，健脾消食。

菊科植物土木香 *Inula helenium* L. 的根。性温，味辛、苦。归肝、脾经。行气止痛，健脾和胃，安胎。

菊科植物川木香 *Viadimria souliei*（Franch.）Ling. 的根。性温，味辛、苦。归脾、胃、大肠、胆经。行气止痛，健脾消食，驱蛔。

马兜铃科植物马兜铃 *Aristolochia debilis* Sieb. et Zucc. 的根。性

寒,味辛、苦、有毒。归肺、胃、肝经。行气止痛,解毒,消肿,降血压。本品由于主含马兜铃酸,有肾毒性,故现在之教科书和《药典》不再收载。

医籍选论

木香其臭香,其数五①,气味辛温,上彻九天②,禀手足太阴天地之气化,主交感天地之气,上下相通。治邪气者,地气四散也。辟毒疫温鬼者,天气光明也。强志者,天一生水,水生则肾志强。主淋露者,地气上腾,气腾则淋露降。天地交感,则阳阳和,开合利,故久服不梦寤魇寐。梦寤者,寤中之梦。魇寐者,寐中之魇也。

——清·张志聪《本草崇原》

木香气温,禀天春和之木气,入足厥阴肝经。味辛无毒而香燥,得地燥金之正味,入足阳明胃经。气味俱升,阳也。

辛温益胃,胃阳所至,阴邪恶毒鬼气皆消,所以主邪气毒疫温鬼也。辛温之品,能益阳明,阳明之气,能强志气。

淋露者,小便淋沥不止,膀胱气化,津液乃出,淋露不止,阳气虚下陷也,阳者胃脘之阳也。辛温益胃,胃阳充而淋露止也。

久服则阳胜,阳不归于阴,故不梦寤;阳气清明,阴气伏藏,故不魇寐也。

——清·叶天士《本草经解》

木香,味辛。主邪气,辟毒疫温鬼,气极芳烈,能除邪秽不祥也。强志,香气通于心主淋露。心与小肠为表里,心气下交与小肠,则便得调矣。久服,不梦寐、魇寐。心气通则神魂定。

木香以气胜,故其功皆在乎气。《内经》云:心主臭。凡气烈之药皆入心。木香,香而不散,则气能下达,故又能通其气于小肠也。

——清·徐大椿《神农本草经百种录》

---

① 其数五:古人认为木香的植物形态为五数。《三洞珠囊》云:"五香者,木香也。一珠五根,一茎五枝,一枝五叶,叶间五节,故名五香。"

② 上彻九天:指广木香香味浓烈,用火烧之,其烟雾和香气四溢,能弥漫天空,故名。

🏵 川木香　Chuanmuxiang

【**处方用名**】川木香——菊科 Compositae.

川木香,因主产于四川而故名。本品在历代医药文献中亦当正品木香应用。详情参阅木香条。

川木香,系指菊科川木香属 Viadimiria 多种木香的根。过去有的地方曾用越西木香替代木香应用。商品川木香来源于菊科川木香属植物:①厚叶木香 *Viadimiria beraidioides*（Franch.）Ling. ②菜木香 *Viadimiria edulis*（Franch）Ling. ③膜缘木香 *Viadimiria forrestii*（Fangch）Ling. ④木里木香 *Viadimiria muliensis*（H. -M.）Ling. ⑤越西木香 *Viadimiria denticulate* Ling. 以上五种木香均生长于四川、云南海拔 2500～3800m 的高山向阳山坡卓地及林缘。

药物解读

《中华人民共和国药典》2015 年版一部收载:川木香,为菊科植物川木香 *Viadimiria souliei*（Franch.）Ling. 或灰毛川木香 *Viadimiria souliei*（Franch.）Ling var cinerea Ling. 的干燥根。

【**性味归经**】性温,味辛苦,归脾、胃、大肠、胆经。

【**功能主治**】行气止痛。用于治疗胸胁、脘腹胀痛、肠鸣腹泻、里急后重。

【**鉴别要点**】

药材鉴别要点　药材呈圆柱形或有纵槽的半圆柱形,稍弯曲,长10～30cm,直径 1～3cm,表面黄褐色至棕褐色,具纵皱纹,外皮脱落处可见丝瓜络状细筋脉;根头偶有黑色发黏的胶状物,习称"油头"。体轻,质硬脆,易折断,断面黄白色至黄色,具有深黄色稀疏油点及裂隙,木部较宽,有放射状纹理;有的中心呈枯朽状,气微香,味苦,嚼之粘牙。

饮片鉴别要点　饮片呈类圆形厚片,片厚 4mm,直径 1.5～3cm,外表皮黄褐色至棕褐色。饮片切面黄白色至黄棕色,有深棕色稀疏油点,木部显菊花心状的放射纹理,有的中心呈枯朽状,周边有一明显的环纹,体较轻,质硬脆。气微香,且香特殊,味苦,嚼之粘牙。

【拓展阅读——中药饮片鉴别专用术语】

油头　特指川木香的根头部处常有黑色发黏的胶状物,又称"糊头"。藏族用以清洁牙齿。

🖒药 土木香　Tumuxiang

【处方用名】土木香——菊科 Compositae.

土木香一名,始见于宋·《图经本草》:"木香……以其形如枯骨者良。江淮中亦有此种,名土青木香,不堪入药用。(后蜀韩保昇《蜀本草》)伪蜀王昶苑中亦尝种之(木香),云:苗高三、四尺,叶长八、九寸,软而有毛,开黄花,恐亦是土木香种也。"宋·寇宗奭《本草衍义》云:"木香,专泄诀胸中间滞寒冷气,他则次之……又有一种,尝自岷州(今甘肃)出塞,得生青木香,持归西路。叶如牛蒡但狭长,茎高三四尺,花黄,一如金钱,其根则青木香也。生嚼之,极辛香,尤行气。"至今甘肃等地仍将菊科旋覆花属植物土木香 *Inula helenium* L. 的根称作"青木香"。寇宗奭所称"从塞外得到的青木香,即与此种木香为同一类。"《药典》1985 年版一部正式收载"土木香"*Inula helenium* L.

土木香系藏族藏医习惯用药,故又谓"藏木香"。在河北安国有栽培,称之为祁木香,因安国古称祁州而故名。

土木香,在古代文献中亦为木香品种之一。

药物解读

《中华人民共和国药典》2015 年一部收载:土木香,为菊科植物土木香 *Inula helenium* L. 的干燥根。

【功能主治】健脾和胃,行气止痛,安胎。用于治疗胸、脘腹胀痛、呕吐泄痢、胸胁挫伤,岔气作痛,胎动不安。

【鉴别要点】

药材鉴别要点　土木香药材呈圆锥形,略弯曲,长 5 ~ 20cm,直径 0.6 ~ 2cm,表面黄棕色至暗棕色,有纵皱纹及须根痕。根头粗大,顶端有凹陷的茎痕及叶梢残基,周围有圆柱形支根。质坚硬,不易折断,断面略平坦,黄白色至灰黄色,有凹陷点状油室,气微香,味苦、辛。

饮片鉴别要点　饮片呈类圆形或不规则厚片,片厚约 4mm,外表皮黄棕色至暗棕色,可见纵皱纹和纵沟。饮片切面灰褐色至暗褐色,有放射状纹理,散在褐色油点,中间有棕色环纹,气微香,味苦、辛。

青木香 Qingmuxiang

【处方用名】青木香——马兜铃科 Aristolochiaceae.

青木香之名,始载于《本草蒙筌》:"马兜铃,味苦,气寒。阴中之阳。无毒。山谷俱有,野坂尤多。藤蔓绕树而生,结实如铃五瓣。去革膜取向里扁子……根名青木香,亦为散气药。"《草木便方》称青藤香,《唐本草》称土青木香。本品在古代本草文献如《日华子本草》《图经本草》《本草衍义》等均有记载。

药物解读

《中华人民共和国药典》1977 年版一部收载:青木香,为马兜铃科植物马兜铃 *Aristolochia debilis* Sieb. et Zucc. 及北马兜铃 *Arictolichia conorta* Bge. 的根。

20 世纪末,震惊全世界的马兜铃事件,现代医学不按中医药理论用药,造成药物性肾损害,青木香被迫不能进入医院药房使用。

《中华人民共和国药典》2010 年版始不再收载,国家亦颁发文件,本品不再进入临床应用。

青木香有上千年的用药历史,按照中医药理论使用是很安全的。现代医药学的思维方式,对中医中药的伤害太大。

【鉴别要点】

药材鉴别要点 青木香,根入药,根呈圆柱形至扁圆柱形,略弯曲,长 3 ~ 15cm,直径 0.5 ~ 1.5cm,表面黄褐色至灰棕色,粗糙不平。有纵皱纹及须根茎。质脆,亦折断,断面不平坦,皮部淡黄色,木部宽广,射线乳白色,木质部淡黄色,呈放射状,导管孔明显,形成层环明显,气香特异,味苦。

饮片鉴别要点 青木香饮片横切呈圆形或扁圆形厚片,片厚 4mm,饮片表面黄白色,可见类白色与黄棕色相间排列的环纹,俗称"菊花心"。周边部黄色至黄棕色,气香特异,味苦。

青木香，性寒，味苦。有小毒。归肺、胃、肝经。功用：行气止痛，解毒消肿，平肝潜阳。用于治疗脘腹胀痛，疝气，泄泻，痢疾，咳喘，高血压病；虫蛇咬伤，痈肿疔毒，秃疮，湿疹，皮肤瘙痒等症。本品配伍苦楝子，浸泡乙醇外用，治疗秃发，头疮，头癣独具疗效。

肉松容 Rousongrong

【处方用名】 肉苁蓉——列当科 Orobanchaceae.

【经文】 肉松容，味甘，微温。主五劳七伤，补中，除茎中寒热痛，养五脏，强阴，益精气，多子，妇人癥瘕。久服轻身。生山谷。

本经要义

肉松容：李时珍："此物补而不峻，故有从容之号。从容，和缓之貌。"

历代本草溯源

《吴普本草》："肉苁蓉，一名肉松容。神农、黄帝：咸。雷公：酸、李氏：小温。生河东山阴也。长三、四寸，丛生。或代郡、雁门。二月至八月采，阴干用之。"

按：吴普所言"长三四寸，丛生"，应是列当科植物列当 *Orobanche coerulescens* Steph. 非正品肉苁蓉，但其功用与肉苁蓉相近似。

《名医别录》："肉苁蓉，味酸、咸，无毒。除膀胱邪气，腰痛、止痢。生河西①及代郡雁门②。五月五日采，阴干。"

---

① 河西：今河西走廊与湟水流域。

② 代郡雁门：相当于山西大部，内蒙古、河北的一部及陕西北部。

肉鬆容，味甘，微溫。主五勞七傷，補中，除莖中寒熱痛，養五臟，強陰，益精氣，多子，婦人癥瘕。久服輕身。生山谷。

《本草经集注》："肉苁蓉……生时似肉，以作羊肉羹，补虚乏极佳，亦可啖。芮芮河南间至多。今第一出陇西，形扁广，柔润，多花而味甘。次出北国者，形短而少花。巴东、建平间亦有，而不如也。"

按：陶氏详述了肉苁蓉的产地、生态习性、植物形态，与现今所用肉苁蓉相同。

《图经本草》："肉苁蓉……皮如松子，有鳞甲，苗下有一扁根，长尺余，三月采根，采时掘取中央好者，以绳穿，阴干。至八月乃堪用。《本经》云五月五日采，五月恐已老不堪，故三月采之。西人多作食品，啖之，刮去鳞甲，以酒净洗，去黑汁，薄切，合山芋、羊肉作羹，极美好益人，食之胜服补药。又有一种草苁蓉，功力殊劣耳。又下品有列当条云：生山南岩石上，如藕根，初生掘取阴干，亦名草苁蓉，性温，补男子，疑即此物。今人鲜用，故有辨之者，因附件于此。"所附药图"肉苁蓉"即现今临床所用"肉苁蓉"一致。

按：苏颂对肉苁蓉之药材形状、植物形态、生长环境、采收时间及加工方法、食疗方法、药疗作用及其真伪鉴别等作了精当的描述。说明古今所用肉苁蓉完全一致。

味甘、微温：《本经》言：肉苁蓉，性微温，味甘。《临床中药学》和《中国药典》均载：肉苁蓉，性温，味甘、咸。归肾、大肠经。

五劳七伤："五劳"，有三义。

一是指久视、久卧、久坐、久立、久行五种过劳致病因素。"劳"。疲劳过度之义。《黄帝内经素问》卷上·宣明五气篇第二十三："五劳所伤：久视伤血，久卧伤气，久坐伤肉，久立伤骨，久行伤筋，是谓五劳所伤。"

二是指志劳、思劳、心劳、忧劳、瘦劳（疲劳）五种情志劳伤。《诸病源候论》卷三·虚劳病诸候上·虚劳候："夫虚劳者，五劳六极七伤是也。五劳者：一曰志劳、二曰思劳、三曰心劳、四曰忧劳、五曰瘦劳。"

三是指肺劳、肝劳、心劳、脾劳、肾劳五脏劳伤病证。《证治要诀》："五劳者，五脏之劳也"。《诸病源候论》卷三·虚劳病诸候·虚劳候："五劳者……肺劳者，短气，而面肿，鼻不闻香臭；肝劳者，面目干黑口苦，精神不守，恐畏不能独卧，目视不明；心劳者，忽忽喜忘，大便苦难，或时鸭溏，内口生疮;脾劳者,舌本苦直,不得咽唾;肾劳者,背难以俛仰,小便不利,色赤黄而有余沥,茎内痛,阴湿囊生疮,小腹满急。"

"七伤",中医病证名,有三义。

一是指食伤、忧伤、饮伤、房室伤、饥伤、劳伤、经络营卫伤等。《金匮要略》上卷·血痹虚劳病脉证并治第六:"五劳虚极,羸瘦满,不能饮食,食伤、忧伤、饮伤、房室伤、饥伤、劳伤、经络荣卫气伤,内有干血,肌肤甲错,两目黯黑,缓中补虚,大黄䗪虫圆主之。"

二是指七种劳伤的病因。《诸病源候论》卷三·虚劳病诸侯·虚劳候:"一曰,大饱伤脾,脾伤善噫,欲卧,面黄。二曰,大怒气逆伤肝。肝伤,少血目暗。三曰,强力举重,久坐湿地伤肾。肾伤少精,腰背痛,厥逆下冷。四曰,形寒,寒饮伤肺。肺伤,少气,咳嗽,鼻鸣。五曰,忧愁思虑伤心。心伤,苦惊喜忘善怒。六曰,风雨寒暑伤形。形伤,发肤枯夭。七曰,大恐惧,不节伤志。志伤,恍惚不乐。"

三是指男子肾气亏损的七个症状。《诸病源候论》卷三·虚劳病诸侯·虚劳候:"七伤者:一曰阴寒;二曰阴萎;三曰里急;四曰精连连①;五曰精少,阴下湿;六曰精滑②,七曰小便苦数,临事不卒③。"

补中:"中"指人之中焦,"三焦"之中部,上腹腔部分。又指中焦脾胃,亦指五脏。

"补中"即指补益脾胃。中医认为,中焦之功用是助脾胃,主腐水谷,泌糟粕,蒸津液,化精微,是血液营养生化的来源。《黄帝内经灵枢》卷四·营卫生会第十八:"中焦亦并胃中,出上焦之后,此所受气者,泌糟粕,蒸津液,化其精微,上注于肺脉,乃化而为血,以奉生身,莫贵于此,故独得行于经隧④,命曰营气。"

肉苁蓉不但补益脾胃,且温补五脏,通过温补肾脏而实现补益脾胃。

除茎中寒热痛:即因癃闭出现的尿涩赤痛,小便淋浊等,多为肾阳不足。肉苁蓉善能温补肾阳,故能主之。

养五脏:"养",治疗;调养。《周礼·天官·疾医》:"以五味五谷五

---

① 精连连:精易滑出。
② 精滑:精气清冷,精液稀薄。
③ 小便苦数,临事不卒:小便频数,淋漓不断,或尿中断。
④ 经隧:十二经脉。

药养其病。"郑玄注："养，犹治也。"孙诒让正义："养犹治也者，此引申之义，养身即所以治病，是养与治，义相成也。"《墨子号令》："伤甚者，令归治病，家善养，予医给药。"《三国志·魏志·华佗》："快自养，一月可小起。"《儒林外史》第五回："再折些须银子给他养那打坏了的腿。"

"五脏"，即心、肝、脾、肺、肾五个脏器的合称。脏是指胸腹腔内那些组织充实，并能贮存、分泌或制造精气的脏器。《黄帝内经素问》卷三·五脏别论篇第十一："所谓五脏者，藏精气而不泻也，故满而不能实。"《黄帝内经灵枢》卷七·本脏篇第四十七："五脏者，所以藏精神血气魂魄者也。"根据藏象学说，五脏是人体生命活动的中心，精神意识活动分属于五脏；加上六腑的配合，把人体表里的组织器官联系起来，构成一个统一的整体。

"养五脏"，即指肉苁蓉具有调养、治疗、强健五脏疾患的功用。

强阴："强"，中医药学专用术语，指中气旺盛。《黄帝内经素问》卷五·脉要精微论篇第十七："夫五脏者，身之强也……得强则生，失强则死。"王冰注："强，谓中气强固以镇守也。"

"阴"与阳相对的一类事物或性质。阴一般代表重浊的、形态的、衰退的、静止的、下降的，或寒性的一面。《黄帝内经素问》卷二·阴阳应象大论篇第五："积阳为天，积阴为地。阴静阳躁，阳生阴长，阳杀阴藏。阳化气，阴成形。寒极生热，热极生寒。"此处的"阴"指肾阴。

肾阴又称元阴、真阴、肾水、真水，肾阴与肾阳相对而言，指肾脏的阴液（包括肾脏所藏之精），与肾阳依附为用，是肾阳功能活动的物质基础。肾阳不足，肾阳就会亢盛，甚则相火妄动；相火妄动反过来也灼耗肾阴。肾阴虚，又称肾水不足或真阴不足，由色欲过度或劳倦内伤，久病亏耗等所致。主要症见：腰酸疲乏，头晕耳鸣，遗精早泄，两颊潮红，潮热盗汗等。肾主水、藏精，所以精血津液的亏损皆可致肾阴虚，而各脏阴虚亦多兼有肾阴虚之证。肉苁蓉对肾阴虚、肾阳虚皆可扶持。

益精气："益"，中医学术语，增益，延年益寿。《广雅·释诂二》："益，加也。"《广韵·昔韵》："益，增也。"又表助、补助解。《吕氏春秋·观世》："与我齐者，五不与处，无益我者也。"《论衡》："夫百草之类，皆有补益。"

"精气"，泛指生命的精华物质及其功能。《黄帝内经素问》卷八·通评虚实论篇第二十八："邪气盛则实,精气夺则虚。"精气又特指生殖之精。《黄帝内经素问》卷一·上古天真论篇第一："丈夫八岁,肾气实,发长齿更。二八,肾气盛,天葵至,精气溢泻,阴阳和,故能有子。"

多子:指生育能力。肉苁蓉温补肾阳,又滋补肾阳,益精固肾。既能强阴,益精气,故能"多子"。本品能主治肾阴不足,精血虚少之不孕不育,阳痿遗精,须发早白,妇女雌激素减退等更年期综合征。故能使人"久服轻身"。

妇女癥瘕:指妇女子宫肌瘤、卵巢囊肿等疾患。

药物解读

《中华人民共和国药典》2015 年版一部收载:肉苁蓉,为列当科植物肉苁蓉 *Cistanche deserticola* Y. C. Ma 管花肉苁蓉 *Cistanche tubulossa*(Schenk.) Wight. 的干燥带鳞叶的肉质茎。

【性味归经】性温,味甘、咸。归肾、大肠经。

【功能主治】补肾阳,益精血,润肠通便。用于治疗肾阳不足,精血亏虚,阳痿不孕,腰膝酸软,筋骨无力,肠燥便秘。

【药材鉴别要点】

肉苁蓉 呈扁圆柱形,稍弯曲,长 3～5cm,直径 2～8cm,表面棕褐色至灰棕色,密被覆瓦状排列的肉质鳞叶,鳞叶先端常已断。或脱落后残留下短线状鳞痕。体重,质硬,微有柔性,不易折断,断面棕褐色,有淡棕色点状维管束,俗称"筋脉点",排列成波状环纹。气微,味甜,味苦。

管花肉苁蓉 呈类纺锤形,扁纺锤形,或扁柱形,稍弯曲,长 5～30cm,直径 2.5～9cm,其肉质鳞片基部较肉苁蓉宽,完整鳞片少见,呈三角形,表面棕褐色至黑褐色。断面颗粒状,灰棕色至灰褐色,散生点状维管束,习称"筋脉点"。

【饮片鉴别要点】

饮片呈不规则类圆形或扁圆形厚片,饮片表面棕褐色至灰棕色,中间有淡棕色点状维管束,排列成波状环纹,周边呈灰黑色鳞片状,质坚硬,气微,味甜,微苦。

【拓展阅读——中药饮片鉴别专用术语】

筋脉点 特指中药材或中药饮片横断面的红维或维管束。药材折断或切片后,其纤维或维管束呈参差不齐的丝状,犹如人体的筋脉,又称"筋"。在整齐的饮片切面上所表现出的点状痕迹,称之为"筋脉点"。较大的维管束痕迹又称"筋脉纹"。如大黄、何首乌等。

【拓展阅读——与《药典》收载可同等入药品种】

肉苁蓉品种,除《药典》收载的两个品种外还有下列品种在各地同等入药。

1. 列当科植物盐生肉苁蓉 *Cistanche salsa*(C. A. Mey)G. Beek. 的干燥肉质茎。本品呈圆柱形或扁圆柱形,长 10 ~ 30cm,直径 3 ~ 20mm,其他与肉苁蓉相似。其鳞叶较窄长,且较薄。断面筋脉点排列成浅波状圆环。

2. 列当科植物沙苁蓉 *Cistanche sinensis* G. Beck. 的干燥肉质茎。本品长 15 ~ 70cm,直径 6 ~ 13mm。表面密生鳞片叶,鳞叶窄短,每环鳞片 4 ~ 6 片。有明显的光泽。断面筋脉点呈星状圆环。

【临床药师、临床医师注意事项】

四川、云南、湖南等省区,将蛇菰科寄生肉质草本植物蛇菰 *Balanophora japonica* Mak. 的干燥肉质全草当肉苁蓉使用。《本草纲目》称之为葛花菜。因本品全草呈深红色,四川称之为"红血莲"。本品呈肉质草本,高 10 ~ 20cm,直径 1 ~ 1.5cm。叶为螺旋状互生,着生在花茎上,呈鳞片状,茎为块状、球形。

肉苁蓉,为药食两用药物,历代医家认为,肉苁蓉入药,剂量小无效,如寇宗奭言:"入药,少则不效。"单味处方用量,应在 30g 为宜。

医籍选论

肉苁蓉,味甘,微温。主五劳七伤,补中,补诸精虚之证。除茎中寒、热痛。茎中者,精之道路也。精虚,则有此痛,补精则其病自已矣。养五脏,强阴益精气,多子,五脏各有精,精足则阴足,而肾者又藏精之所也,精足则多子矣。妇人癥瘕。精充则邪气消,咸能软坚也。久服,轻身。精足之功。

此以形质为治也,苁蓉像人之阴,而滋润黏腻,故能治前阴诸疾,而补精气。如地黄色质像血,则补血也。

——清·徐大椿《神农本草经百种录》

肉苁蓉,气味甘温,盖禀少阴水火之气,而归于太阴坤土之药也。土性柔和,故有苁蓉之名。

五劳者,志劳、思劳、烦劳、忧劳、恚劳也。七伤者,喜、怒、忧、悲、思、恐、惊,七情所伤也。水火阴阳之气,会归中土,则五劳七伤可治矣。得太阴坤土之精,故补中。得少阴水火之气,故除茎中寒热痛。阴阳水火之气,归于太阴坤土之中,故养五脏。强阴者,火气盛也。益精者,水气盛也。多子者,水火阴阳皆盛也。妇人癥瘕,乃血精留聚于郛郭之中,土气盛,则癥瘕自消。

——清·张志聪《本草崇原》

肉苁蓉……填精益髓,又名黑司命。五劳者,劳伤五脏之真气也。劳者温之,苁蓉气温,所以治劳也。七伤者,食伤、忧伤、饮伤、房室伤、饥伤、劳伤、经络营卫气伤之七伤也,七者皆伤真阴。肉苁蓉甘温滑润,能滋元阴之不足,所以主之也。中者阴之守也,甘温益阴,所以补中。茎,玉茎也,寒热痛者,阴虚火动,或寒或热而结痛也。苁蓉滑润,滑以去着,所以主之。五脏藏阴者也,甘温润阴,故养五脏。阴者宗筋也,宗筋属肝,肝得血则强。苁蓉甘温益肝血,所以强阴,色黑入肾,补益精髓,精足则气充,故益精气,精气足则频御女,所以多子也。妇人癥瘕,皆由血成,苁蓉温滑而咸,咸以软坚,滑以去着,温以散结,所以主之也。久服,肝脾肾精充足,所以身轻也。

——清·叶天士《本草经解》

凡五劳七伤,久而不愈,未有不伤其阴者。苁蓉补五脏之精,精足则阴足矣。

茎中者,精之道路,精虚则寒热而痛,精足则痛已矣。又滑以去著。精生于五脏,而藏于肾,精足则阳举精坚,令人多子矣。妇人癥瘕,皆由血瘀,精足则气充,气充则淤行也。

——清·陈修园《神农本草经读》

肉苁蓉,专入肾,兼入大肠。甘酸咸温,体润色黑。诸书既言峻补精血,又言力能兴阳助火,是明因其气温,力专滋阴,得此阳随阴附而阳自见兴耳。惟其力能滋补,故凡癥瘕积块,得此而坚即消。惟其滋补而阳得助,故凡遗精茎痛、寒热时作,亦得因是而除。若谓火衰至极,用此甘润之品,同于附、桂,力能补阳,其失远矣。况此既言补阴,而补阴又以苁蓉为名,是明因其功力不骤,气专润燥,是亦宜于便闭,而不宜于胃虚之人也。谓之滋阴则可,谓之正未必。然长大如臂,重至斤许,有松子鳞甲者良。

——清·黄宫秀《本草求真》

【处方用名】桑寄生——桑寄生科 Loranthaceae.

【经文】桑上寄生，味苦平。主腰痛，小儿背强，痈肿，安胎，充肌肤，坚发齿，长须眉。其实明目。轻身通神。一名寄眉屑，一名寓木，一名宛童。生川谷。

本经要义

桑上寄生：凡"寄生"者，皆寄生于寄主的茎干、枝节处，由此抽茎而生。《神农本草经》将"桑上寄生"列于上品，《本草纲目》列入木部寓木部，为中医药之补益肝肾，养血润筋，祛风通络药。主要用于治疗腰酸背痛，足膝酸软，风湿痹痛，肢节不利，胎动不安，血漏，乳汁稀少等。现今药用寄生品种众多，我国南北各地均产。产于东北、华北者习称"槲寄生"，又称"北寄生"；产于南方地区者，习称"桑寄生"，其临床疗效基本相同。但值得注意的是：桑寄生不等于桑上寄生。

《本经》未言桑上寄生的植物形态描述。《名医别录》："桑上寄生，味甘，无毒。主治金疮，去痹，女子崩中，内伤不足，产后余疾，下乳汁，一名茑。生弘农桑树上。三月三采茎、叶，阴干。"陶弘景在《本草经集注》中云："桑上者，名桑上寄生尔。诗人云：施于松上。方家亦有用杨上、枫上者，则各随其树名之，形类犹是一般，但根津所因处为异。法生树

桑上寄生，味苦平。主腰痛，小兒背強，癰腫，安胎，充肌膚，堅發齒，長鬚眉。其實明目。輕身通神。一名寄眉屑，一名寓木，一名宛童。生川穀。

枝间，寄根在枝节内，叶圆青赤，厚泽易折，傍自生枝节。冬夏生，四月华（花）白，五月实赤，大如小豆。今处处皆有，以出彭城为胜。世人呼皆为续断用之。案《本经》续断别在中品药，所主治不同，岂只是一物，市人使混乱无复能甄识之者。服食方云是桑檽，与此说又为不同尔。"

五代·韩保昇《蜀本草》："按诸树多有寄生，茎、叶并相似，云是乌鸟食一物，子、粪落树上，感气而生。叶如橘而厚软，茎如槐而肥脆。今处处有，方家惟须桑上者。然非自采，即难以别。可断茎而视之，以色深黄者为验。"

宋·苏颂《图经本草》："桑寄生……叶似橘而厚软，茎似槐支而肥脆。三、四月生花、黄白色。六月七月结实，黄色，如小豆大。二月三月采茎、叶，阴干。凡槲、榉、柳、水杨、枫等上，皆有寄生，惟桑上者堪用。然殊难辨别，医家非自采不敢用。或云断其茎而视之，其色深黄并实中有汁稠黏者为真。"所附药图"江宁府桑上寄生"，即为现今桑寄生科植物桑寄生。

清·吴其濬《植物名实图考》桑寄生条："桑上寄生，《别录》中品。叶圆微尖，厚而柔，面青光泽，背淡紫有茸，子黄色如小枣，叶甚黏，核如小豆，诸书悉同，惟《图经》云："三四月花黄白色，余所见冬开花，色黄红，残则浅黄耳。后人执茑女萝之说，强为纠纷，若如《陆疏》所云，乃是蔓生，何能并合……"所附桑寄生药图非常精当，应为桑寄生科钝果寄生属植物四川桑寄生 *Taxillus sutchuenensis* Lecomte（叶似橘叶），桑寄生 *Taxillus chinensis*（DC.）Danser.（叶圆微尖，厚而柔）。

唐·苏敬等《新修本草》："桑上寄生……寄生槲、榉、柳、水杨、枫等树上，子黄、大如小枣子，惟虢州有桑上州。子汁如黏，核大如小豆，叶无阴阳，如细柳叶而厚肌，茎粗短，江南人相承用为续断，殊不相关。且寄生实，九月始熟而黄，今称五月实赤，大如小豆，此是陶未见之。"

从以上文字描述，与《中国药典》2015 年版所收载之桑寄生科槲寄生属植物槲寄生 *Viscum coloratum*（Komar.）Nakai. 相似。商品中称之"北寄生"。《药典》2015 年版桑寄生条，作为桑寄生非正品品种，而另立项：槲寄生予以收载，其性味归经，功能主治均与桑寄生相同。

关于历代医家对寄生类药效与其寄主品种间关系的认识

古代医药学家对寄生类药材药效与其寄主相互间的关系早有认识。

陶弘景："寄生松上、杨上、枫上皆有，形类似一般，但根津所因处为异，则各随其树名之。"

寇宗奭："古人当日惟取桑上者，实假其气尔。又云今医家鲜用，此极误矣。今医家非不用也，第以难得真桑上者。尝得真桑寄生，下咽必验如神。向承乏吴山，有求药于诸邑乃遍令人搜摘，卒不可得，遂以实告，甚不乐。盖不敢以伪药罔人。邻邑有人伪以他木寄生送之，服之逾肺死，哀哉！"

如上，古人所谓之"津""气"，实指寄生所在其寄主上生长过程中，自然会受其寄主物质代谢的影响，因而寄生品种（学名相同）即便相同，但若寄主品种不同时，则肯定会影响到其寄生的化学成分和临床疗效。故古人强调药用桑上寄生（桑上寄生、槲寄生、扁枝寄生均如此）时，必须用桑上寄生者。

是故，李时珍在《本草纲目》中云："桑生高者二三尺。其叶圆而微尖，厚而柔，面青而光泽，背淡紫而有茸。人言川蜀桑多，时有生者，他处鲜得。须自采或连桑采者乃可用。世俗多以杂树上者充之，气性不同，恐反有害也。"

由此可见，要正确鉴定寄生品种，必须附带其寄主连生之寄生，否则难以准确鉴定其真伪。苏颂言："凡槲、桦、柳、水杨、枫等上，皆有寄生，惟桑上者堪用。然殊难辨别，医家非自采不敢用。"张志聪言："世俗多以寄生他树者伪充，不知气性不同，用之非徒无益而反有害。"这就谢宗万教授所言**"品种虽同，在一定条件下，性效可变"**之意义。

性苦平：《本经》言：桑上寄生，性平，味苦。《临床中药学》《中国药典》载：桑寄生，性平，味苦、甘。归肝、肾经。

腰痛："腰"，背部第十二肋骨以下至髂嵴以上的软组织。腰部为经脉所过的重要部位（足三阳经脉循腰而下，足三阴经和奇经之脉循腰而上。）

"痛"，疼痛，痛楚。《说文·疒部》："痛，病也。"鲁迅《呐喊·阿Q正传》："他擎起右手，用力在自己的脸上连打两个嘴巴，热剌剌的有些痛。""腰痛"，中医病证名，指腰部一侧或两侧疼痛，或痛连脊椎的病证。《黄帝内经素问》卷十一·刺腰痛篇第四十一："足太阳脉令人腰痛，引项脊尻[①]背如重状……解脉[②]令人腰痛，痛引肩，目䀮䀮然[③]，时遗溲……解脉令人腰痛如引带，常如折腰状。"

腰为肾之外候，凡因劳累过度，年老体衰，肾气亏损，或因感受外邪、外伤等致腰部经络循行受阻，均可发生腰痛。外邪、外伤所致之急性腰痛以实证居多，治宜活血、行气、疏筋、通络、祛邪为主。如若病程较长，反复发作之慢性腰痛，多以肾虚亏损为多见，治宜补肝益肾，强筋壮骨为主。

小儿背强："背强"，背部经络拘急不舒，俯仰不能自如，即为背强。"小儿背强"指小儿因肾气不足，发育不良所致之背强，寄生入肾，善补肝肾，故《本经》言，主小儿背强。

痈肿：详见苦参"经文要义"之"痈肿"条，可互参。

安胎：胎儿对母体而言，犹如寄生与寄主。母体属胎儿所寄生。根据中医同气相求之理论，桑寄生具有安胎作用，广泛运用于治疗肝肾不足所致之胎动不安，常与阿胶、菟丝子、续断等药物配伍。即清代医家张锡纯之寿胎丸。故《本经》言：桑上寄生主"安胎"。

充肌肤、坚发齿、长须眉：桑寄生补肝益肾，既能养血安胎，且广泛用于治疗肝肾不足所致之腰膝酸软疼痛，须发早白，筋骨痿弱，牙齿松动等诸多疾病。故《本经》言：桑上寄生"充肌肤，坚发齿，长须眉"。

轻身通神：言其桑上寄生的补益肝肾作用。肾气足、肝血旺，则身体强健。故《本经》言：桑上寄生能"轻身通神"。

祝按：全国中药统编教材，一贯与《中国药典》同步，把桑寄生归类于"祛风除湿"类。而历代医药文献对桑上寄生之祛风除湿作用论述并不多

---

① 尻：kao，音考，指臀部。
② 解脉：指足太阳经分散在左膝关节后的小血络。
③ 䀮䀮然："䀮"hang，音杭。目不明。《玉篇·目部》："䀮，目不明。"《集韵·唐韵》："䀮，目不明也。"《黄帝内经·素问》卷七·藏气法时论篇第二十二："肝病者，两胁下痛引少腹，令人善怒，虚则目䀮䀮无所见，耳无所闻，善恐如人将捕之。""䀮䀮然"指视物不清的样子。

见,而《备急千金要方》中之"独活寄生汤"中之寄生,亦并不单是祛风除湿作用,亦应解读为"补肝益肾"。我们认为桑寄生归类于补肝益肾之补虚药类为宜。

药物解读

《中华人民共和国药典》2015 年版一部收载:桑寄生,为桑寄生科植物桑寄生 *Taxillus chinensis*(DC.)Danser. 的干燥带叶茎枝。

【性味归经】性平,味苦、甘。归肝、肾经。

【功能主治】祛风湿,补肝肾,强筋骨,安胎。用于治疗风湿痹痛,腰膝酸痛,筋骨无力,崩漏经多,妊娠漏血,胎动不安,头晕目眩。

【鉴别要点】

药材鉴别要点　桑寄生枝茎呈圆柱形,长 3～4cm,直径 0.2～1cm,表面红褐色至灰褐色,具细纵纹,并有多数细小突起的棕色皮孔,嫩枝有的可见棕褐色茸毛。质坚硬,断面不整齐,皮部红棕色,木部色较浅,叶多卷曲,具短柄;叶片展平后呈卵形或椭圆形,长 3～8cm,宽 2～5cm,叶表面黄褐色,幼叶被细茸毛,先端钝圆,基部圆形或宽楔形,全缘;叶革质。气微,味涩。

饮片鉴别要点　饮片呈横切厚片或不规则短段。外表皮红褐色至灰褐色,具细纵纹,并有多数细小突起的棕色皮孔,嫩枝有的可见棕褐色茸毛。饮片切面皮部红棕色,木部色较浅,叶多破碎,完整叶呈卵形或椭圆形,表面黄褐色,幼叶被细茸毛,先端钝圆,基部圆形或宽楔形,全缘;革质。气微,味涩。

2015 年版《药典》同时收载槲寄生,为桑寄生科植物槲寄生 *Viscum coloratum*(Komar.)Nakai 的干燥带叶茎枝。

【性味归经】性平,味苦。归肝、肾经。

【功能主治】祛风湿,补肝肾,强筋骨,安胎元。用于治疗风湿痹痛,腰膝酸软,筋骨无力,崩漏经多,妊娠漏血,胎动不安,头晕目眩。

【鉴别要点】

药材鉴别要点　槲寄生,茎枝呈圆柱形,2～5 叉状分枝,长约 30cm,直径 0.3～1cm。表面黄绿色、金黄色、黄棕色,有纵皱纹;节膨大,节上有分枝或枝痕;体轻,质脆,易折断,断面不平坦,皮部黄色,木部色较浅,射线放射状，髓部常偏向一侧。叶对生于枝梢，易脱落，无叶柄；叶片呈长椭圆状披针，长 2～7cm，宽 0.5～1.5cm，先端钝圆，基部楔形，全缘；叶面黄绿色，有细纵纹，主脉 5 出，中间 3 条明显；革质。气微。味微苦，嚼之有黏形。

饮片鉴别要点　饮片呈不规则的厚片，茎外皮黄绿色、黄棕色至棕褐色。饮片切面皮部黄色，木部浅黄色，有放射状纹理，髓部常偏向一边。叶片黄绿色或黄棕色，全缘，有细纵纹；革质。气微，味微苦，嚼之有黏性。

《四川省中药材标准》2010 年版收载：寄生，为桑寄生科钝果寄生属植物四川寄生 *Taxillus sutchueensis*（Lecomte）Danser. var. sutchuenensis 灰毛寄生 *Taxillussutchuenensis*（Lecomte）Danser. var. Duclouxii（Lecomte.）H. S. Kiu. 毛叶寄生 *Taxillus nigrans*（Hance.）Danser. 的干燥带叶茎枝。

【性味归经】性平，味微苦、涩。归肝肾经。

【功能主治】祛风湿，补肝肾，强筋骨，止血、降压。用于治疗风湿性关节炎、腰膝酸痛、高血压病、小儿惊风。

【药材鉴别要点】

药材茎枝呈圆柱形，有分枝，直径 2～10mm，表面黑褐色至灰黑色，具多数淡棕色点状皮孔，幼嫩可见灰色或褐色茸毛。叶易脱落，完整叶片呈长卵形至椭圆形，叶背面密被灰色、灰黄色或黄褐色星状茸毛，叶革质而脆。有的可见枝杆上有干枯的花果，质脆易折断。断面黄棕色或黄白色。气微，味微苦、涩。

《四川省中药材标准》2010 年版同时收载：扁枝槲寄生，为桑寄生科槲寄生属植物扁枝槲寄生 *Viscum articulatum* Burm f. 枫香槲寄生 *Viscum liqui-dambaricolum* Hayata. 的干燥带枝茎叶。

【性味归经】性平，味苦。归肝、肾经。

【功能主治】祛风湿，补肝肾，强筋骨，安胎。用于治疗风湿痹痛，腰膝酸软，胎动不安。

【药材鉴别要点】

枫香槲寄生　茎基部圆柱形，两侧各有一棱，常二岐或三岐叉状分枝，节膨大，小枝节间呈扁平圆柱形，边缘薄，上端稍宽，基本渐窄，节间长 2～4cm，表面黄绿色或黄棕色，具纵肋 5～7 条；体轻，质韧，不易折断，断面不平坦，黄白色，髓部常呈狭缝状，呈鳞片状，易脱落，无柄。气微，味苦。

扁枝槲寄生　形状与枫香槲寄生相近似，小枝节间长 1.5～2.5cm，较之风香寄生短,其纵 3 条,中肋最明显,其余同枫香槲寄生。

【拓展阅读——可作为桑寄生入药的品种】

在全国各地,将桑寄生科桑寄生属 Loranthus 植物作为桑寄生入药品种有以下几种:

1. 北寄生 Loranthus lanake Franch. et Sav. 主产于华北地区。

2. 桃木寄生 Loranthus parasitica L. 又名桑寄生,福建、广东、广西、贵州、江西、四川等省区当桑寄生使用。

3. 毛叶桑寄生 Loranthus yadoriki Sieb. ex Maxim. 主产于浙江、广东、广西、云南、贵州、四川等省区。

4. 椆(chou,音稠)寄生 Loranthus delavayi Van Tiegh. 云南各地作桑寄生使用其寄主为壳斗科植物。

【拓展阅读——关于桑寄生入药品种问题明晰】

槲寄生的拉丁名,《中华人民共和国药典》2015 年版为"VISCI HERBA"意为桑寄生科槲寄生属 Viscum 植物的茎枝 Herba. 入药。亦就是说,这个属植物的茎枝均可作为"槲寄生"入药。槲寄生属植物全世界有 60 多种,我国有 10 多种。如黄果槲寄生 Viscum coloratum(Kom.)Nakai. f. lutescens Kitag. 红果槲寄生 Viscum coloratum(Kom.)Nakai. f. rabroaurantiacum Kitag. 白果槲寄生 Viscum album L. 等。在全国各地均作为槲寄生入药。

桑寄生的拉丁名,《中华人民共和国药典》2015 年版为"TAXILLI HERBA"意为桑寄生科钝果寄生属 Taxillus 植物的茎枝 Herba 入药。亦就是说,这个属植物的茎枝均可作为"桑寄生"入药。钝果寄生属植物全世界有 60 多种,我国有 15 种之多。

扁枝寄生的拉丁名,《四川省中药材标准》2010 年版为"VISCI LIQUIDARICOLI HERBA"意为桑寄生科槲寄生属 Viscum 的茎枝 Herba 入药。亦就是说,这个属植物只有枫香槲寄生才能作为扁枝槲寄生入药,其他种不能作为扁枝槲寄生入药。

【临床药师、临床医师注意事项】

1. 寄生品种繁多复杂(主要是其寄主复杂)只有寄生于桑树上者才是真正的桑寄生或桑上寄生(实际上国内已很少见有),生于其他树上者,统称为杂寄生。

2. 植物分类学上之桑寄生与中医临床用药桑寄生不是同一种药物,桑上寄生有多种寄生,包括桑寄生、槲寄生和扁枝寄生。

3. 临床上因服用桑寄生发生不良反应,不是桑寄生药物问题,而是其寄主有毒,导致所用桑寄生有毒。如有毒植物马桑 *Coriaria nopalensis* Wall. 为寄主之桑寄生有毒,不能使用,应引起注意。

一个值得注意的问题：笔者在高原藏族地区进行中药资源普查时发现,在桑树和桃树上同时见到在同一株树上有桑寄生 *Taxillus chinensis* (DC.) Danser,四川桑寄生 *Taxillus sutchuenensis* Lecomte. 和槲寄生 *Viscum coloratum* (Komar.) Nakai 等。**所以笔者认为,桑上寄生不完全**（或不一定）**是桑寄生。**

医籍选论

桑上寄生,味苦平。主腰痛,得桑之气,亦能助筋骨也。小儿背强,驱脊间风。痈肿,和血脉。安胎,胎亦寄母腹者也。充肌肤,坚发齿,长须眉。养皮毛之血脉。其实主明目,桑性驱风,肝为风脏,而开窍于目,风去则目明也。轻身通神。寄生乃感风露之气以生,故服之亦有清虚之妙应。

寄生乃桑之精气所结,复生小树于枝间,有子之象焉,故能安胎。其性与桑相近,故亦能驱风养血。其生不着土,资天气而不资地气,故能滋养血脉于空虚之地,而取效更神也。

——清·徐大椿《神农本草经百种录》

寄生感桑气而寄生枝节间,生长无时,不假土力,夺天地造化之神功。主治腰痛者,腰乃肾之外候,男子以藏精,女子以系胞。寄生得桑精之气,虚系而生,故治腰痛。小儿肾形未足,似无腰痛之证,应有背强痈肿之疾。寄生治腰痛,则小儿背强痈肿,亦能治之。充肌肤,精气外达也。坚发齿,精气内足也。精气外达而充肌肤,则须眉亦长。精气内足而坚发齿,则胎亦安。盖肌肤者,皮肉之余。齿者,骨之余。发与须眉者,血之余。胎者,身之余。以余气寄生之物,而治余气之病,同类相感如此。

——清·张志聪《本草崇原》

桑寄生,补肝肾,除风湿,强筋骨。桑寄生专入肝、肾。感桑精气而生,味苦而甘,性平而和,不寒不热,号为补肾补血要剂。缘肾主骨发,主血。

苦入肾,肾得补则筋骨有力,不致痿痹而酸痛矣。甘补血,血得补则发受其灌荫,而不枯脱落矣。故凡内而腰痛筋骨笃疾、胎堕,外而金疮肌肤风湿,何一不借此以为主治乎。

第出桑树生者真,须自采,或连桑叶者乃可用。和茎叶细锉阴干,忌火。服则其效如神。若杂树所出,性气不同,恐反有害。

——清·黄宫绣《本草求真》

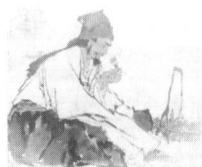

【处方用名】升麻——毛茛科 Ranunculaceae.

【经文】升麻,味甘辛。主解百毒。杀百老物殃鬼,辟温、障、邪毒蛊。久服不夭。一名周升麻。生山谷。

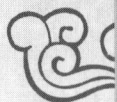

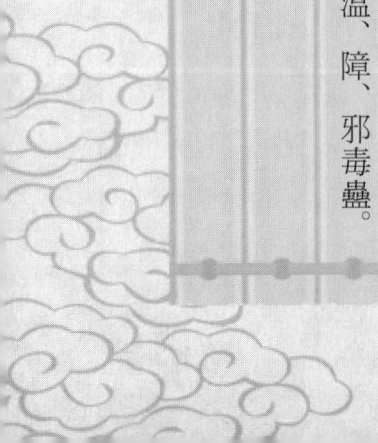

曹元宇辑注本:升麻,味甘平。主解百毒,杀百精老物殃鬼,辟瘟疫鄣邪蛊毒。久服不夭,轻身长年。一名周升麻。生山谷。

本经要义

升麻:李时珍认为升麻,其叶似麻,其性上升,故名。但升麻之名始载于汉代《神农本草经》,而升麻具有"上升"之说最早则见于金元时期。张元素云:"升阳于至阴之下。"李东垣云:"引胃气上藤而复其木位。"在此之前历代本草文献中未见有升麻"上升之性"之记载。故李时珍以"其性上升"作升麻的释义似不当。

历代本草溯源

《吴普本草》:"升麻,一名周升麻。神农:甘。"

《名医别录》:"升麻,味苦,微寒,无毒,主解毒入口皆吐出,中恶腹痛,时气毒疠,头痛寒热,风肿诸毒,喉痛口疮。久服轻身长年。"

升麻,味甘辛。主解百毒。杀百老物殃鬼,辟温、障、邪毒蛊。久服不夭。一名周升麻。生山谷。

生益州（今四川成都市）。二月、八月采根，日干。"

《**本草经集注**》："升麻……旧出宁州①者第一，形细而黑，极坚实，顷无复有。今惟出益州②，好者细削，皮青绿色，谓之鸡骨升麻。北部③间亦有，形又虚大，黄色。建平④间亦有，形大味薄，不堪用。人言是落新妇根，不必尔。其形自相似，气色非也。落新妇亦解毒，取叶接作小儿浴汤，主惊忤。"

按：陶氏描述了升麻的形状、质地、颜色，并指出其伪品落新妇与现今落新妇当升麻误用相符。

《**图经本草**》："升麻，生益州山谷。今蜀汉、陕西、淮南州郡皆有之，以蜀川者⑤为胜。春生苗，高三尺以来，叶似麻叶，并青色，四月五月著花似粟穗，白色，六月以后结实，黑色。根紫如蒿根，多须。二月八月采。暴干。今医家以治咽喉肿痛，口舌生疮，解伤寒头痛，凡肿毒之属殊效。细剉一两，水一升，煎炼取浓汁，服之，入口即吐出毒气，蜀人多用之。"

按：所附药图"泰州升麻"等，即为毛茛科植物升麻。

益州、宁州，所产升麻，习称"西升麻""鬼脸升麻"，为历代本草文献所收载，为传统中医所用升麻正统品种。又称川升麻，为四川道地药材，为毛茛科升麻属植物升麻 Cimicifuga foetida L.《中华人民共和国药典》2015 年版一部收载之升麻即为此种。

百毒："百"，表示众多或所有的。"毒"，《说文》："毒，厚也，害人之草，往往而生。从草，从毒。𡔫，古文毒，从刀、葍。"段玉裁注："往往犹历历也，其生蕃多，则其害尤厚，故字从中。"徐灏笺："毒之本义为毒草。因与笃同声通用而训为厚耳"。

百毒，一指各种药物，特别是有害健康的各种草本药物。唐·韩愈《谴疟鬼》："诗：医师加百毒，重灌无停机。"宋·苏轼《次韵定慧钦长老见寄》

① 宁州：今云南曲靖县以西。
② 益州：今四川省成都市。
③ 北部：北部郡，今四川茂汶县以西。
④ 建平：今四川省巫山县。
⑤ 蜀川者：习称川升麻。

之六："闲居蓄百毒,救彼跂与盲。"二指升麻的功效,清热解毒。

"毒"之临床解读

临床上之"毒",可归纳为两点。

一是,定性为火(热)病的暴发者,如具有传染性之"温毒""时疫"之类,皆属"毒"之范畴。

二是因误食有毒食物所致之疾病,如病毒性肝炎和其他食物中毒患者。"百毒",泛指各种致病"毒邪"。

百精:"百",表示众多。"精",指传说中的"神灵""鬼怪"。《古今韵会举要·庚韵》:"精,灵也。"《搜神证》卷十九:"宽窥二翁形状非人……问:汝等何精? 翁走,宽呵格之,化为二蛇。"唐·杜甫《聪马行》:"时俗造次即得致,云雾晦冥方降精。"仇兆鳌注:"杜修可曰:《瑞应图》龙马者河水之精。"毛泽东《和郭沫若同志》:"一从大地起风雷,便有精生白骨堆。"

"百精",泛指各种致病邪气。

老物:"老",死的讳称。如送老归山。《红楼梦》第十五回:"原来这铁槛寺是荣、宁二公当日修造的,现今还有香火地畝,以备京中老了人口,在此便宜寄放。"鲁迅《朝花夕拾·阿长与〈山海经〉》:"说人死了,不该说死掉,必须说老掉了。"

"物",古人指"神灵";"精怪"一类害人毒邪。《史记·天官书》:"所见天变,皆国殊窟穴,家占物怪,以合时应。"《汉书·武帝纪》:"朕巡荆杨,辑江淮物,会大海气,以合泰山。"颜师古注引如淳曰:"物犹神也。"唐·李白《古风五十九首》之十六:"吴水深万丈,楚山邈千重。雌雄终隔,神物会当逢。"

"老物",泛指各种妖魔鬼怪。此处亦指各种致病因素,或各种致病毒邪。

殃鬼:"殃",表"凶""灾祸"。《说文·歺部》:"殃,咎也。"段玉裁注:"殃,凶也。各本作咎(原义为"凶"也,今依《易》释文。"《广雅·释言》:"殃,祸也。"《易·坤》:"积不善之家,必有余殃。"《楚辞·离骚》:"岂余身之惮殃兮,恐皇与之败绩。"王逸注:"殃,咎也"。

"鬼",一是指迷信之人以为人死后离开形体而存在的精灵。《正字通·鬼部》："鬼，人死魂魄为鬼。"二是指万物之精灵。《诗·小雅·何人斯》："为鬼为蜮，则不可得。"《伦衡·订鬼》："鬼者物也，与人无冀。天地之间，有鬼之物，常在四边之外，时往来中国，与人杂厕。"三是指沉迷于不良嗜好及患病已深的人。如烟鬼、酒鬼、赌鬼、肺痨鬼等。

"殃鬼"，引申为致病邪气对人体的伤害，或不明原因病邪对人体精神、肉体的侵害。"杀百精老物殃鬼"与前文"解百毒"相联系而解读，是升麻能"解百毒"之进一步阐释。

辟温疾："辟"通"避"。表避免、防止。"温疾"，即"温疫"同义。指伤寒之热未已，更感时行之气。其症身热头痛，烦渴呕逆，或有汗，或无汗，皆由温热相合而成。治宜寒凉解热为主。"瘟疫"指感受疫疠之气，造成流行和急性传染病的总称。

障邪："障"通"鄣""瘴"。"障邪"即指"瘴气"，又称山岚瘴气、瘴毒、瘴疠。《医学正传》："岭南敏广等处曰瘴气，盖指山岚雾露烟瘴湿热恶气而名之也。"简言之，指南方山林间湿热蒸郁而产生的一种病邪，类似自然疫源的性质，通常多指恶性疟疾。

蛊毒：一般指人体腹内的寄生虫，感染后能使人发生蛊胀病，类似于血吸虫的尾蚴。另指古代一种能使人失去知觉的毒药。详见"辟瘟疫、障、邪毒蛊"，可视为前文"解百毒"之进一步阐释。

久服不夭："夭"，早死，殇亡。《释名·释丧制》："少壮而死曰夭，如取物中夭折也。"

药物解读

《中华人民共和国药典》2015 年版一部收载：升麻，为毛茛科植物大三叶升麻 *Cimicifuga heracleifolia* Kom. 兴安升麻 *Cimicifuga dahurica*（Turcz.）Maxim. 升麻 *Cimicifuga foetida* L. 的干燥根茎。

【性味归经】性微寒，味辛、微甘。归肺、脾、胃、大肠经。

【功能主治】发表透疹，清热解毒，升举阳气。用于治疗风热头痛，齿痛，口疮，咽喉肿痛，麻疹不透，阳毒发斑，脱肛，子宫脱垂等症。

【鉴别要点】

药材鉴别要点　药材为不规则的长形块状，多分枝，呈结节状，长 10～20cm，直径 2～4cm，表面黑褐色至棕褐色，粗糙不平，有坚硬的须根残留，

117

上面有数个圆形空洞的茎基痕,洞内壁显网状筋脉沟纹,形状特殊,俗称鬼脸,故又称"鬼脸升麻";下面凹凸不平,表面黑色,可见用火烧过之须根痕,习称"火燎痕"。体轻,质坚硬,不易折断,断面不平坦,有裂隙,纤维性,黄绿色至淡黄色,气微,微微苦而涩。

饮片鉴别要点　饮片呈不规则的厚片,片厚约4mm,大小不一。切面黄白色至棕黑色,有裂隙,显纤维性,皮部很薄,中心有放射状网状条纹,髓部有空洞,周边黑褐色,质脆,气微,味微苦、涩。

【拓展阅读——中药饮片鉴别专用术语】

鬼脸　即鬼脸升麻。特指药材升麻呈不规则结节状,表面黑棕色,有数个圆洞的茎痕,外皮脱落处露出网状筋脉,形状特殊而丑陋,被喻为传说中的鬼脸,又称"窟窿牙眼"。

火燎　即火燎升麻。特指升麻药材采收后,在加工过程中用火燎去其须根、干燥,故升麻表面多发黑色,可见到火烧过后残留的须根痕。

【拓展阅读——升麻主要品种及鉴别要点】

升麻品种较为复杂,除《药典》收载的三个品种外,还有以下品种。

1. 虎耳草科植物落新妇 *Astilbe chinensis* (Maxim.) Franch. et Savat. 的干燥根与根茎。

主要鉴别要点:商品习称野升麻。为大小不等的不规则块状,外表皮棕褐色至黑褐色,凹凸不平,具有分枝状的地上茎,无空洞状茎基,有多数须根痕突起,全体可见环节痕,有的可见棕黄色绒毛状鳞片。质坚,难折断,断面呈红棕色,无空洞。味苦涩。历史上作升麻用。

2. 毛茛科植物小升麻 *Cimicifuga acerina* (Sieb. et Zucc.) Tanaka. 的干燥根茎。

主要鉴别要点:商品习称白升麻。呈不规则的块状或条形结节状,长6～10cm,直径0.5～2cm,表面棕褐色至深褐色,具圆形残茎痕,直径约1cm,全体有多数须根,味苦涩。

医籍选论

升麻,气味甘苦平,甘者土也,苦者火也。主从中土而达太阳之气。太阳标阳本寒,故微寒。盖太阳禀寒水之气而行于肤表,如天气之下连于水也。太阳在上,则天日当空,光明清湛。清湛,故主解百毒。光明,故杀百精老物殃鬼。太阳之气,行于肤表,故辟瘟疫、瘴气、邪气。太阳之气,行于地中,故蛊毒入口皆吐出。治蛊毒,则中恶腹痛自除。辟瘟疫瘴气邪气,则时气毒疠,头痛寒热自散。寒水之气,滋于外而济于上,故治风肿诸毒,喉痛口疮。久服则阴精上滋,故不夭。阳气盛,故轻身,阴阳充足,则长年矣。

　　愚按: 柴胡、升麻,皆达太阳之气,从中土以上升,柴胡从中土而达太阳之标阳,升麻兼启太阳之寒水,细辛更启寒水之气于泉下,而内合少阴,三者大义相同,功用少别。具升转周遍之功,故又名周麻。防风、秦艽、乌药、防己、木通、升麻,皆纹如车辐,而升麻更觉空通。

——清·张志聪《本草崇原》

　　凡物纹如车辐者,皆有升麻循环之用。防风、秦艽、乌药、防己、升麻、皆纹如车辐,而升麻更觉空通,所以升转甚捷也。

—— 清·陈修园《神农本草经读》

　　升麻……其解百毒者,气平而寒、味甘而苦,能清能和,所以解毒也。其杀百精老物殃鬼者,升麻禀平寒之气,则得清阳通达之性,能破幽暗、制精鬼也。瘟疫瘴气邪气,皆天地郁塞熏蒸之气也;平寒能清,苦能泄,甘能和,所以能辟之也。蛊毒阴恶败坏之毒,甘苦之味,能和能解,故药入口,蛊即吐出也。

　　其主中恶腹痛者,甘能解毒,苦能泄邪也。其主时气毒疠头痛者,甘平和毒,苦寒清热,平苦又燥湿也。其主寒热风肿诸毒者,平甘以和之,寒苦以清之,入膀胱,能散寒热风肿也。喉痛口疮,火郁于上也;其主之者,苦寒之味,火郁发之也。

　　久服不夭,轻身长年者,升麻为阴中之阳,能升阳气于至阴之下,阴精所奉,其人寿也。盖必佐补药,方可久服耳。

——清·叶天士《本草经解》

　　升麻,味辛、苦、微甘,性寒,入手阳明大肠、足阳明胃经。利咽喉而止疼痛,消肿毒而排脓血。

　　《金匮》升麻鳖甲汤(升麻二两,鳖甲手掌大一片,甘草二两,当归一两,雄黄五钱,蜀椒一两),治阳毒为病,面赤斑斑如锦文,咽喉痛,吐脓血。阳毒之病,少阳甲木之克阳明也。手足阳明,皆行于面,少阳甲木,从相火化气,火之色赤,故面见赤色。足阳明之脉,循喉咙而入缺盆,胆胃壅迫,相火瘀蒸,故咽喉痛而吐脓血。其病五日可治,七日不可治。升麻、甘草,清咽喉而缓急迫,鳖甲、当归,消凝瘀而排脓血,雄黄、蜀椒,泻湿热而下逆气也。

升麻鳖甲去雄黄蜀椒汤(升麻二两,鳖甲手掌大一片,甘草二两,当归一两。)治阴毒为病,面目青,身痛如被杖,咽喉痛。阴毒之病,厥阴乙木之克太阴也。厥阴乙木,开窍于目,木之色青,故面目青。脾主肌肉,足太阴之脉,上膈而挟咽,肝脾郁迫,风木冲击,故身及咽喉皆痛。升麻、甘草,清咽喉而缓急迫,鳖甲、当归,破结滞而润风木也。

阳毒、阴毒,病在肝胆,而起于外邪,非风寒束闭,郁其脏腑,不应毒烈如是。升麻清利咽喉,解毒发汗,表里疏通,是以奏效也。

《伤寒》麻黄升麻汤(麻黄二两半,升麻一两一分,当归一两一分,知母十八铢,黄芩十八铢,萎蕤十八铢,石膏六铢,白术六铢,干姜六铢,芍药六铢,天门冬六铢,桂枝去皮六铢,茯苓六铢,甘草六铢。)用之治厥阴病,咽喉不利,吐脓血,以清咽喉而排脓血也。升麻辛凉升散,清利咽喉,解肌发表,善治风寒侵迫,咽喉肿痛,呕吐脓血之病。最能解毒,一切蛊毒邪秽之物,入口即吐。避疫疠烟瘴之气,断泄利遗带之恙,止吐衄崩淋诸血,消痈疽热肿,平牙根臭烂,疗齿疼,医口疮,胥有良效。

手阳明自手走头,足阳明自头走足,二经升降不同。升麻升提之性,入手阳明为顺,入足阳明为逆。咽喉之病,以及口舌牙齿,其位在上,须用升麻而加清降之药,自高下达,引火归根。若足阳明他病,悉宜降药,不宜升提,惟用于涌吐方中乃可。后世庸工,以之升提足阳明胃腑清气。足阳明顺下则治,逆上则病,何可升乎!

——清·黄元御《长沙药解》

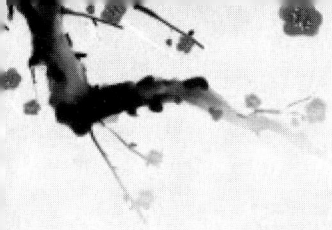

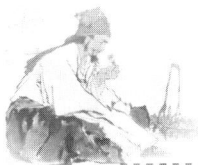

菟丝子 Tusizi

【处方用名】 菟丝子——旋花科 Convolvulaceae.

【经文】 菟丝子,味辛平。主续绝伤,补不足,益气力,肥健,汁去面䵟,久服明目,轻身延年。一名菟芦,生川泽。

本经要义

菟丝子:《吴普本草》:菟丝实,一名玉女,一名松萝,一名鸟萝,一名鸮萝,一名複实,一名赤纲。生山谷。

《名医别录》:"菟丝子,味甘,无毒。主养肌,强阴,坚筋骨。主治茎中寒,精自出,溺有馀沥,口苦,燥渴,寒血为积。一名菟缕,一名蓎蒙,一名玉女,一名赤纲,一名菟累。生浅而大为菟累,九月采实,暴干。"

按:《吴普本草》是最早解读《本经》的著作。陶弘景考证了《吴普本草》后著成《名医别录》,很多名称直接摘取于《吴普本草》,并简述了菟丝子的植物形态。菟丝子为寄生植物故又名无娘藤。药用其果实无疑。

《本草经集注》:"菟丝子,味辛、甘,平,无毒。主续绝伤,补不足,益气力,肥健。汁:去面䵟。养肌,强阴,坚筋骨,主茎中寒,精自出,溺有馀沥,口苦、燥渴,寒血为积……田野墟落中甚多,上生菟丝,今不必尔。其茎揉以浴小儿,治热痱用。其实,

菟絲子,味辛平。主續絕傷,補不足,益氣力,肥健,汁去面

䵟,久服明目,輕身延年。一名菟櫨,生川澤。

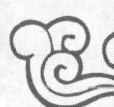

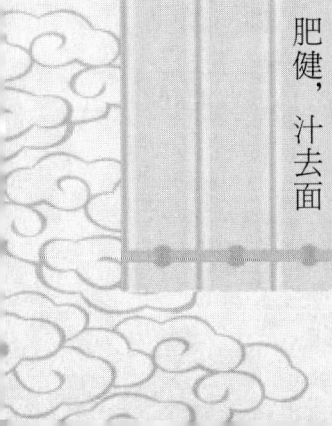

先虚酒渍之一宿，《仙经》世方并以为补药。”

按：陶弘景更进一步详解菟丝子植物形态及生境，并明确指出，菟丝子的入药部位：一是全草，二是其果实。与现今入药部位相同。

《图经本草》："菟丝子，生朝鲜①，川泽田野，经近京亦有之，以冤句者为胜。夏生苗，如丝综蔓延草木之上。或云无根，假气而生。六、七月结实，极细而蚕子。九月收集，暴干。得酒良。其实有两种，色黄而细者名赤纲，色浅而大者名菟纍，其功用并同……又《书传》多云菟丝无根，其根不属地，今观其苗初生才若丝，遍地不能自起，得他草梗则缠绕随地而上生，其根渐绝于地而寄空中，信《书传》之说不谬矣。然云：上有菟丝，下有茯苓，茯苓抽则菟丝死。"

按：苏氏详述了菟丝子的生态习性和两种菟丝子的不同点和相同点，与现行临床使用旋花科菟丝子属 Cuscuta 之大菟丝和小菟丝相似，但所附药图则不是旋花科植物菟丝子。

《日华子本草》卷五·菟丝子条载："苗茎似黄麻无根，株多附田中草被缠死，或生一丛，如席阔，开花结子不分明，如碎黍米粒，八月、九月以前采。"

按：与现今所用菟丝子 Cuscuta chinensis Lan. 南方菟丝子 Cuscuta aust- ralis R. Br. 之生态习性与植物形态相符，又称小菟丝子。

李时珍言："菟丝子，阳草也。多生荒园古道。其子入地，初生有根，及长延草物，其根自断。无叶有花，白色微红，香亦袭人。结实如秕豆而细，色黄，生于梗上尤佳，惟怀孟（河南置地）林中多有之，入药更良。"

关于"下有茯苓，上有菟丝"之解

"下有茯苓，上有菟丝。"在很多文献中多有此说：菟丝之名，源与茯苓有关。如《史记·龟策列传》曰："上有伏灵，上有兔丝。"《抱朴子》曰："菟丝之草，下有伏兔之根，无此兔在下则丝不得生于上。"

"伏灵""伏兔"均为茯苓的别称。菟丝之草，纤细如丝，"下有

---

① 朝鲜：此朝鲜，非今朝鲜国，是指我国朝鲜县，西晋建兴元年（313 年）置设，现今辽宁省义县北。

伏兔"，故名兔丝(后为菟丝)。但实地考察情况，茯苓上并无菟丝寄生。现代植物学告诉我们：菟丝多寄生在山地河谷、河岸之豆科、菊科、藜科、马鞭草科等草本或灌木丛等植物之上。而松科植物不可能作为菟丝子的寄主。那么"茯苓"之说又从何说起？

按茯苓为多孔菌科真菌的菌核，多呈球形、椭圆形、卵形或不规则团块形，中间包有松根。陶弘景云："大者如三四升器，外皮黑而细皱，内坚白，形如鸟、兽、龟、鳖者良。"李时珍在《本草纲目》茯苓条云："下有茯苓，则上有灵气如丝之状，山人亦时见之，非菟丝子之菟丝也。"在生有野生茯苓的地面，多可见有呈粉白膜或粉白灰状物质分布，如同天麻生境相似。有经验的药农多以这一物候像特征作为寻采茯苓的依据。

李时珍所云："下有茯苓，则下有灵气如丝之状。"指的就是这种物质。可见，这种白色的丝状物确实存在。现代植物学研究天麻和茯苓的人工栽培技术，已经弄清楚这种物质是茯苓的菌丝体。这就可以肯定，就是这种菌丝体使原来毫不相干的茯苓和菟丝牵连上了关系。"菟丝之草"为茯苓菌丝体，非菟丝子之草。菟丝子与茯苓之生境毫无关系。

味辛平：《本经》言菟丝子，性平，味辛。《中国药典》载：菟丝子，性平，味辛、甘。归肝、肾、脾经。《临床中药学》载：菟丝子，性微温，味甘、涩。归肾、脾、肝经，出入较大。

续绝伤："续"，有三义。一表接续①；二表嗣续，保胎接代。三表连续。连续者，延年葆春之义。

"绝"，有二义。一是表断绝，不连续。《说文·系部》："绝，断丝也。"注："断之则为二，是曰绝。"《广雅·释诂一》："绝，断也。"再是表割断，切断。《释名·释言语》："绝，截也，如割截也。"《三国演义》第八十六回："火焰浸空，绝往龙舟。"二是表断根，无后代。汉·曹操《军谯令》："将士绝无后者，求其亲戚以后之。"巴金《寒夜》二十八："这里的人又未

---

① 续：续者，接筋续骨血脉。

见死绝。"

"**伤**"，有二义。一是表创伤，皮肉破损处。《说文·人部》伤，创也。《莊子·人间世》："口舌其叶，则口烂而为伤。"二是表伤害，使受伤。《字汇·人部》："伤，残也，害也。"《左传·僖公二十八年》："君子不重伤。"《孟子·公孙丑上》："矢人惟恐不伤人。""续绝伤"此处指续断具有治疗跌打损伤，续断折接骨以及补益肝肾，强筋健骨，止漏，保胎接代等功效。

补不足：此处指补肾气不足。

益气力，肥健：菟丝子，平补肝肾，补益肝血，肾气充，肝血足，脾虚得以健忘。故能"益气力而使身体肥健"。

面皯：即面部生斑，如妊娠斑、雀斑、黄褐斑等，均为妇女内分泌失调所致，属肝、肾不足。菟丝子能补益肝肾，故《本经》言："汁去面皯。""皯"，皮肤黑枯槁，或为面色枯槁焦黑。《说文·皮部》："皯，面黑气也。"《广雅·释诂一》："皯，病也。"《楚辞·渔父》："颜色憔悴"。汉·王逸注："皯，微黑也。"《本草纲目》谷部第二十四卷·大豆黄卷条："……益气止痛，去黑皯，润肌肤皮毛。"

久服明目，轻身延年：菟丝子，补益肝肾，肝开窍于目，肝血充足，则目有所养；肾气足则身体强健。故《本经》言："久服明目，轻身延年。"

药物解读

《中华人民共和国药典》2015 年版一部收载：菟丝子，为旋花科植物南方菟丝子 *Cuscuta australis* R. Br. 菟丝子 *Cuscuta chinensis* Lam. 的干燥成熟种子。

【性味归经】性平，味辛、甘。归肝、肾、脾经。

【功能主治】补益肝肾，固精缩尿，安胎，明目，止泻；外用消风祛斑。用于治疗肝肾不足，腰膝酸软，阳痿遗精，遗尿尿频，肾虚胎漏，胎动不安，目昏耳鸣，脾肾虚泻；外治白癜风。

【药材（饮片）鉴别要点】

菟丝子呈类圆球形，直径 1～2mm，表面灰棕色至棕褐色，具细密突起的小点，表面粗糙，种脐线性或扁球形，微凹，质坚实，不易以指甲压碎。气微，味淡。

本品加入沸水浸泡后,表面有黏形,加热至种皮破裂时,可露出黄白色卷旋状的胚,形如吐丝。

【拓展阅读——中药饮片鉴别专用术语】

吐丝　特指菟丝子的鉴定方法。指菟丝子经水煮后,种皮裂开时,伸出黄白色卷旋状的胚,形似春蚕吐丝状。

【拓展阅读——菟丝子古代药用主流品种】

菟丝子有一别称"菟纍",为古代药用主流品种,俗称"大菟丝子"。《四川省中药材标准》2010 年版收载:大菟丝子,为旋花科菟丝子属植物金灯藤 *Cuscuta japonica* Choisy. 的干燥成熟种子,其性味、归经、功能主治等与菟丝子 *Cuscuta chinensis* Lam. 完全相同。

鉴别要点:呈类圆球形或略呈三棱形,直径 2～3mm,表面黄棕色至淡黄色,微有凹陷,具有细密突起小点,种脐圆形,色稍淡,质坚硬,气微,味微涩,嚼之微有黏滑感。其余同菟丝子。

【临床药师、临床医师注意事项】

1. 菟丝属 Cuscuta 植物,全世界约有 170 种,我国约有 10 种之多,各省区均有分布,有的学者主张另立菟丝子科。

2. 菟丝子(大菟丝子、小菟丝子)传统水试鉴别方法:将菟丝子放入水中,加热煮沸至种皮破裂,露出黄白色细长卷旋状的胚,形如"吐丝",这就是菟丝子,又称"吐丝子"的由来。菟丝子属植物之果实均有此种特征,非菟丝子属的药材则无此特性。

医籍选论

菟丝子得沸汤火热之气,而有丝芽吐出,盖禀性纯阴,得热气而发也。气味辛甘,得手足太阴天地之气化,寄生空中,丝茎缭绕,故主续绝伤。续绝伤,故能补不足。补不足,故能益气力。益气力,故能肥健人。兔乃明月之精,故久服明目。阴精所奉其人寿,故轻身延年。

——清·张志聪《本草崇原》

菟丝子气平,禀天秋平之金气,入手太阴肺经。味辛甘无毒,得地金土二味,入足太阴脾经、足阳明燥金胃经。气味升多于降,阳也。

其主续绝伤者,肺主津液,脾统血;辛甘能润,润则绝伤续也。肺主气,脾主血,胃者十二经之本;气平而味辛甘,则气血俱益,故补不足也。气力者得于天,充于谷;辛甘益脾胃,则食进而气力充也。脾胃为土,辛甘能润,则肌肉自肥也。

——清·叶天士《本草经解》

味辛平。主续绝伤,子中有丝不断,故能补续筋骨。补不足,益气力肥健。滑润有脂膏,自能生精益气而长肌肉也。汁去面皯。亦滑泽之功。久服,明目,轻身延年。生精则目明而强且寿也。

子中之最有脂膏者,莫如菟丝。且炒熟则芳香又润而不滑,故能补益肝脾也。凡药性有专长,此在可解不可解之间,虽圣人亦必试验而后知之。如菟丝之去面皯,亦其一端也。以其辛散邪,则辛散之药甚多;以其滑泽耶,则滑泽之物亦甚多,何以他药皆不能去而独菟丝能之? 盖物之生,各得天地一偏之气,故其性自有相制之理。但显于形质气味者,可以推测,而知其深藏于性中者,不可以常理求也。故古人有单方及秘方,往往以一二种药治一病而得奇中。及视其方,皆不若经方之必有经络奇偶配合之道,而效反神速者,皆得其药之专能也。药中如此者极多,可以类推。

——清·徐大椿《神农本草经百种录》

菟丝子气平禀金气,味辛得金味,肺药也;然其用在肾而不在肺。子中脂膏最足,绝类人精,金生水也。主续绝伤者,子中脂膏如丝不断,善于补续也。

补不足者,取其最足之脂膏,以填补其不足之精血也。精血足,则气力自长,肥健自增矣。

汁去面皯者,言不独内服得其填补之功,即外用亦得滑泽之效也。

久服,肾水足则目明,肾气壮则身轻。华元化云:肾者,性命之根本。肾得补则延年。

——清·陈修园《神农本草经》

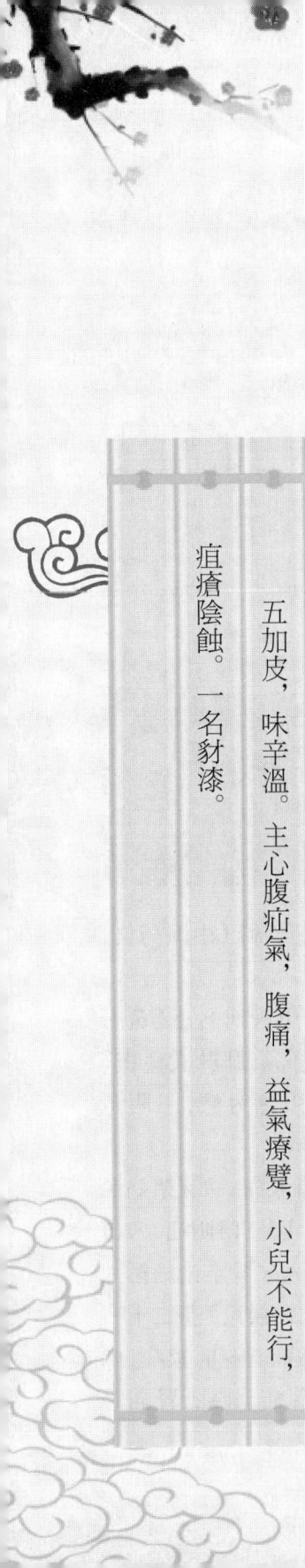

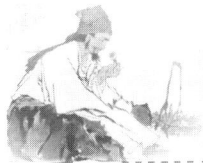

五加皮 Wujiapi

附:香加皮 Xiangjiapi

【处方用名】五加皮——五加科 Araliaceae.

【经文】五加皮,味辛温。主心腹疝气,腹痛,益气疗躄,小儿不能行,疽疮阴蚀。一名豺漆。

曹元宇辑注本:五加,味辛温。主治心腹疝气,腹痛,益气,疗躄,小儿立能行,疽疮阴湿。一名豺漆。

本经要义

五加皮:五加皮为常用中药,具有祛风除湿、补益肝肾、强筋壮骨等功效。常用于治疗风湿痹痛,筋骨痿软,小儿行迟,体虚乏力,脚气水肿等。

历代本草溯源

李时珍:"此药以五叶交加者良,故名五加,又名五花。杨慎丹铅录作五佳,云一枝五叶者佳故也。"

按:五加科植物五加的叶为掌状复叶,小叶多为五,少四,稀三,此即所谓"五叶交加"之意。传统医学入药用其根皮,故名五加皮。

《名医别录》:"五茄,味苦微寒,无毒。主治男子阳痿,囊下湿,小便余沥,女子阴痒及腰脊痛,两脚疼痹风弱,五缓,虚羸,补中益精,

---

五加皮,味辛温。主心腹疝气,腹痛,益气疗躄,小儿不能行,疽疮阴蚀。一名豺漆。

坚筋骨，强志意。久服轻身耐老。一名豺节。五叶者良。生汉中及宛朐。五月、七月采茎，十月采根，阴干。"

按："五茄"，应为"五加"的古代书写。"五叶者良"，应是五加科植物特征无疑。

《图经本草》："五加，生汉中及冤句……春生苗，茎叶俱青，作丛。赤茎又似藤蔓，高三五尺，上有黑刺，叶生五叉作簇者良……每一叶下生刺。三四月开白花，结细青子，至六月渐黑色。根若荆根，皮黄黑，内白，骨坚硬。五月七月采茎，十月采根，阴干用。"

按：苏颂所言即是，所附药图"无力军五加皮"，为五加科植物五加无疑。吴其濬《植物名实图考》："五加皮，《本经》上品，《仙经》谓之金盐。江西种以为篱，其叶作蔬，俗呼五加蕻。"四川称之为白刺尖、五叶木、刺五加，为初春百姓常吃之野菜，味甚苦，也常栽种为篱。所附药图与《图经本草》药图相同，为五加科植物五加。

据以上论述和所附药图，古今所用五加皮相同，为五加科五加属植物五加的根皮和其茎皮。

味辛温：《本经》言："五加皮，性温，味辛。"《临床中药学》《中国药典》载："五加皮，性温，味辛、苦。归肝、肾经。"

主心腹疝气："心腹"，即"胸腹"。"疝气"，即疝，中医病名。《黄帝内经·素问》卷十三·大奇论篇第四十八："肾脉大急沉，肝脉大急沉，皆为疝。心脉搏滑急为心疝，肺脉沉搏为肺疝。三阳急为瘕，三阴急为疝。"

历代论疝，包括多种病证，名目繁多。据文献记载有五疝。如《诸病源候论》卷二十·疝病诸候·五疝候："一曰石疝，二曰血疝，三曰阴疝，四曰妒疝，五曰气疝，是为五疝也。"《黄帝内经·素问》卷十六·骨空论篇第六十中有七疝：冲疝、狐疝、癫疝、癀疝、瘕疝、癃疝。《诸病源候论》卷二十·疝病诸候·七疝候："七疝者，厥疝、癥疝、寒疝、气疝、盘疝、腑疝、狼疝，此名七疝也。"据文献记载，还有孤疝、癫疝、心疝、肝疝、脾疝、肺疝、肾疝等之说。

疝的发病多与肝经有关,故有"诸疝皆属肝"之说。一般泛指体腔内容物向外突出的病证。多伴有气痛症状,故又有疝气、小肠气、小肠气痛之说等病名。此处多指胸腹部疝气,即心疝或腹疝。

腹痛:一是指上文"心腹疝气"所致之腹痛。二是指由外感六淫、饮食不节、七情所伤、气机郁滞、血脉淤阻及虫积等诸多饮食所致腹痛。其病因、病机与治疗较为复杂。详情阅读《黄帝内经·素问》卷十一·举痛论篇第三十九。

益气:即补气。五加皮具有补肾气、补脾气之能。

疗躄:"躄",bì音鼻。一是指瘸腿,二是足不能行。"疗躄",是说五加皮能够治疗足不能行走之病。

小儿不能行:与前文"益气疗躄"相联。五加皮善治小儿"五迟"(小儿立迟、行迟、发迟、齿迟、语迟)。其中"行迟",即指小儿满周岁以后,甚至到二、三岁还不能站立,不能行走。其原因与"五软①"相同,为小儿肝肾虚弱,或哺养不当等影响筋骨之发育,以至膝胫软弱无力。唐·甄权在《药性论》五加皮条:"主多年瘀血在皮肌,治痹湿内不足。主虚羸,小儿三岁不能行,用此便行走。"治宜补肝益肾为主。

疽疮阴蚀:"疽",病名。出自《黄帝内经·灵枢》卷十二·痈疽第八十一:"黄帝曰:愿尽闻痈疽之形,与忌日名。岐伯曰:痈发于嗌中,名曰猛疽……"

传统中医认为,疮面深而恶者为疽。是气血为毒邪所阻滞,发于肌肉筋骨间的疮肿。现代按疽病发病时间,分有头疽和无头疽之分。在宋代以前的疽病,仅指无头疽。

"疮",《黄帝内经·素问》卷二十二·至真要大论篇第七十四:"……发热耳聋目瞑,甚则胕肿血溢,疮疡咳喘。"

疮有三义。一是疮疡的简称。《外科启玄》:"夫疮疡者,乃疮之总名也。"二是指皮肉伤而言。《外科启玄》:"疮者伤也,肌肉腐坏痛痒,苦楚伤烂而成,故名疮也。"在古代又称金创(疮)、刀创(疮),即金属刀箭所伤之

---

① 五软:指小儿头软、项软、手脚软、肌肉软、口软。为发育迟缓、智力发育不全为特征。多由先天禀赋不足、早产、或后天乳养不足所致。类似于大脑发育不全之软白痴,即伸舌样愚钝症。传统中医又谓之"胎弱""胆怯"。

感染性疾病。三是指皮肤病。凡发于皮肤浅表,有形、嫩痒、破后糜烂之病统称为疮。

阴蚀,古病名。出自《神农本草经》序录:"夫大病之主……血闭阴蚀……"又名阴疮、阴䘌、𧏾疮等。因情志郁火,损伤肝脾,湿热下注,郁蒸生虫,虫蚀阴中所致。症见外阴部溃烂,形成溃烂,脓血淋漓;或痛或痒,肿胀坠痛,多伴有赤白带下,小便淋漓等。亦包括现代阴道滴虫病、阴道糜烂、白斑等疾病。

药物解读

《中华人民共和国药典》2015 年版一部收载:五加皮,为五加科植物细柱五加 *Acanthopanax gracilistylus* W. W. Smith 的干燥根皮。

【**性味归经**】性温,味辛、苦。归肝、肾经。

【**功能主治**】祛风除湿,补益肝肾,强筋壮骨,利水消肿。用于治疗风湿痹病,筋骨痿软,小儿行迟,体虚乏力,水肿,脚气。

【**鉴别要点**】

药材鉴别要点　五加皮药材呈不规则卷筒状,长 5~15cm,直径 0.4~1.5cm,厚约 0.2cm,外表面灰褐色,有稍扭曲的纵皱纹和横长皮孔样斑痕;内表面淡黄色至灰黄色,有细纵纹。体轻,质脆,易折断,断面不整齐,灰白色。气微香,味微辣而苦。

饮片鉴别要点　五加皮饮片为横切厚片,或呈不规则的厚片,片厚约 4mm,外表面灰褐色,有稍扭曲的纵皱纹及横长皮孔样斑痕;内表面淡黄色至灰黄色,有细纵纹,饮片切面不整齐,呈灰白色,可见纤维性,气微香,味微辣而苦。

【**临床药师、临床医师注意事项**】

1. 目前市面上由于真品五加皮较少,常见以萝藦科植物杠柳的根皮替代,处方用名:香加皮,具有祛风除湿,止痛之功,但无补肝益肾之功,注意鉴别。

2. 香加皮:外表面灰棕色至黄棕色,具栓皮层,栓皮层松软呈鳞片状,且易剥落,具特异香气,味苦;正品五加皮,表面灰褐色,无松软栓皮层,具稍扭曲的纵皱纹和横长皮孔样斑痕,可以鉴别。味微辣而苦。无特异的香加皮香味,香加皮有毒,不可多服、久服,易使心脏受损。注意临床应用与鉴别。

医籍选论

五加皮色备五行,花叶五出,乃五车①星之精也,为修养家长生不老之药。主治心腹疝气,乃心病而为少腹有形之疝也。黄帝问曰:诊得心脉而急,此为何病?病形何如?岐伯曰:病名心疝②,少腹当有形者是也,腹痛,乃脾病而致腹痛也(《黄帝内经·素问》卷五·脉要精微论篇第十七)。益气,乃肺病气虚,五加皮能益其气也。疗躄,乃肝病筋虚,五加皮能强筋疗躄也。小儿五岁不能行,乃肾病骨虚,五加皮补肾坚骨,故治小儿五岁不能行。治疽疮者,诸疮痛痒,皆属心火。五加皮助精水上滋,而能济其火也。治阴蚀者,虫乃阴类,阳虚则生,五加皮能益君火,而下济其阴也。夫五加皮、女贞实,咸禀五运之气化,女贞皆言养正,五加皆言治病,须知养正则病自除,治病则正自养。

——清·张志聪《本草崇原》

五加皮专入肝肾。今人仅知此能理香港脚,而不知其香港脚之病,因于气寒湿三气而成。风胜则筋骨为之拘挛,湿胜则筋脉为之缓纵。男子阴痿囊湿,女子阴痒虫生,小儿脚软寒湿,则血脉为之凝滞。筋骨为之疼痛,而脚因尔莫行。服此辛苦而温,辛则气顺而化痰,苦则坚骨(骨属肾)而益精,温则祛风(肝主风)而胜湿。凡肌肤之瘀血,筋骨之风邪,靡不因此而治。盖湿去则骨壮,风去则筋强,而脚安有不理者乎?但此虽属理脚之剂,仍不免有疏泄之虞,须于此内参以滋补之药,则用之历久而不变矣。勿谓有五加之说,遂信竟为理脚圣药。而置金玉满车于不问也。(昔孟绰子董士固相与言云:宁得一把五加,不用金玉满车。宁得一斤地榆,不用明月宝珠。时珍曰:五加治风湿痿痹,壮筋骨,其功良深,仙家所述虽若过情,盖奖辞多溢,亦常理耳!

茎青节白。骨硬皮黄根黑。芬香五叶者佳。远志为使。恶玄参。

——清·黄宫绣《本草求真》

---

① 五车:指古代星名。属毕宿。
② 心疝:出自《黄帝内经·素问》卷五·脉要精微论篇第十七。病名。指因寒邪侵犯心经而致之一种急性病证。症见下腹有形块突起,自觉有气自脐上冲心胸,心暴痛,脉弦急。

五加皮治风湿痿痹,壮筋骨,其功良深。仙家所述,虽若过情,盖奖辞多溢,亦常理尔。造酒之方:用五加根皮洗净,去骨、茎、叶,亦可以水煎汁,和曲酿米酒成,时时饮之。亦可煮酒饮,加远志为使更良……能去风湿,壮筋骨,顺气化痰,添精补髓,久服延年益老,功难尽述。

——明·李时珍《本草纲目》

香加皮 Xiangjiapi

【处方用名】香加皮——萝藦科 Aselepiadaceae.

香加皮长久以来一直误作五加皮应用于临床,故有"五加"诸名。因本品主产于北方河南、河北、山西、山东等省区,故又称"北五加皮"(五加皮主产于南方各省区,故又称"南五加")。为避免与五加科植物五加皮(南五加)相混淆,《中国药典》1977 年版一部沿用《四川中药志》1960 年版香加皮用名。因本品香气浓郁而且特异,故又因其功效而名。

《四川中药志》:"香加皮,性微温,味甘。芳香,有毒。入心、肝、肾经。强心镇痛,除湿。治疗风寒湿痹,脚膝拘挛及筋骨疼痛。少量能强心。"

《中国药典》2015 年版一部收载:香加皮,为萝藦科植物杠柳 *Periploca sepium* Bge. 的干燥根皮。

【性味归经】性温,味辛、苦。有毒。归肝、肾、心经。

【功能主治】利水消肿,祛风湿,强筋骨。用于治疗下肢水肿,心悸气短,风寒湿痹,腰膝酸软。

【药材鉴别要点】

香加皮呈卷筒状或槽状,少数呈不规则的块片状,长 3～11cm,直径 0.7～2cm,厚 0.2～0.5cm,外表面灰棕色至黄棕色,粗糙,有横向皮孔;栓皮层松软,常呈鳞片状,易剥落,露出部呈灰白色。内表面淡黄色至淡黄棕色,较平滑,有细纵纹。体轻,质脆,易折断,断面不整齐,黄白色。具有特异香气,味苦。

【饮片鉴别要点】

饮片呈不规则的厚片,外表面灰棕色至黄棕色,栓皮层常呈鳞片状,易脱落。内表面淡黄色至黄棕色,有细纵纹。饮片切面黄白色,有特异香气,味苦。

【临床药师、临床医师注意事项】

1. 香加皮有毒,不可作五加科植物五加皮之代用品,亦不宜过量服用或持续长期服用。

2. 香加皮常与五加皮配伍,治疗风湿性关节炎,关节拘挛疼痛等。

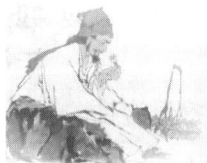

徐长卿　Xuchangqing

【处方用名】徐长卿——萝藦科 Asclepiadaceae.

【经文】徐长卿，味辛温，主鬼物，百精，蛊毒，疫疾邪恶气，温疟。久服，强悍轻身。一名鬼督邮。生山谷。

曹元宇辑本：石下长卿，味咸平。主治鬼注精物，邪恶气，杀百精蛊毒，老魅注易，亡走啼哭，悲伤恍惚。一名徐长卿。池泽。

尚志钧校点本：徐长卿，味辛、温。主治鬼物百精，蛊毒，疫疾，邪恶气，温疟。久服强悍，轻身。一名鬼督邮。生山谷。

《新修本草》：徐长卿，味辛、温，无毒。主鬼物百精蛊毒，疫疾邪恶气，温疟。久服强悍轻身。益气，延年。一名鬼督邮。生太山山谷及陇西，三月采。

本经要义

徐长卿：历代医家所言如下。

《吴普本草》："徐长卿，一名石下长卿。神农、雷公：辛。或生陇西。三月采。"

《名医别录》："徐长卿，无毒。久服益气延年。生太山及陇西。三月采。"

《本草经集注》："徐长卿，味辛、温，无毒……鬼督邮之名甚多。今世用徐长卿者，其根正如细辛，小短扁扁尔，气亦相似。今狗脊散用鬼督邮，当取

徐長卿，味辛溫，主鬼物，百精，蠱毒，疫疾邪惡氣，溫瘧。久服，強悍輕身。一名鬼督郵。生山谷。

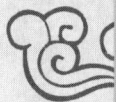

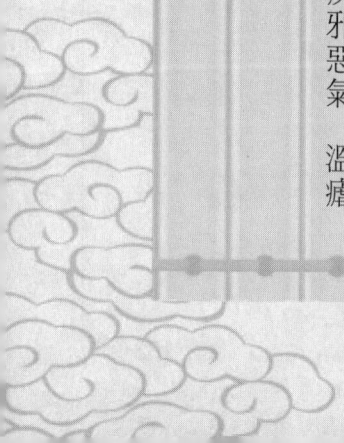

其强悍宜腰脚,所以知是徐长卿,而非鬼箭、赤箭。"

按:《吴普本草》《名医别录》均未言明徐长卿药物品种和形状特征。陶弘景明确指出,作鬼督邮入药品种,除了徐长卿外,还有鬼箭羽和赤箭（天麻）等。而"其根正如细辛",应是萝藦科植物徐长卿之地下根的形状描述。

《图经本草》:"徐长卿,生泰山山谷及陇西。今淄①、齐②、淮③、泗④间亦有之。三月生青苗,叶似小桑,两两相当而有光润。七月八月有之,似萝藦而小。九月苗黄,十月而枯,根黄色似细辛,微粗长,有臊气。三月四月采,一名别仙踪。"

按:苏氏详细描述了萝藦科植物徐长卿的植物形态描述,且非常精当。所附药图:"淄州徐长卿"和"泗州徐长卿"均为萝藦科植物。

李时珍在《**本草纲目**》中云:"徐长卿,人民也,常以此药治邪病,人遂以名之。"

《新修本草》:"此药,叶似柳,两叶相当,有光润,所在川泽有之。根如细辛,微粗长,而有臊气。"

《图经本草》与之记载一致;亦与现今所用徐长卿品种相同。

味辛温:《本经》言:"徐长卿,性温,味辛。"《中国药典》《临床中药学》载:"徐长卿,性温,味辛。归肝、胃经。"古今记载相同,但其临床主治不同,有较大差异。

鬼物:详见木香"经文要义"之"鬼"条解,可互参。

百精:"百"形容众多。"精",古代传说中的神灵、鬼怪等。《古今韵会举要·庚韻》:"精,灵也。"《搜神记》卷十九:"宽窥二翁形状非人……问:'汝等何精?'翁走,宽呵格之,化为二蛇。"唐代杜甫《聪马行》:"时俗造次那得致,云雾晦冥方降精。"仇兆鳌注:"杜修可曰:《瑞应图》龙马者河水之精。"毛泽东《和郭沫若同志》:"一从大地起风雷,便有精生白骨堆。"引申为各种疫疬邪气等致病因素,与前文"鬼物"相联系。

蛊毒:参阅龙胆"经文要义"之"杀蛊毒"解,可互参。

---

① 淄:即淄州,隋开皇十六年（596年）置,治所在今山东淄博市淄川。
② 齐:指今山东泰山以北黄河下游及胶东半岛地区,战国时为齐国地。
③ 淮:指淮河一带。
④ 泗:即泗州,今所在江苏盱眙县西北淮水西岸。

疫疬邪恶气：即前文"鬼物、百精、蛊毒"各种致病邪气。"疫疬"，即"疫疠"之气等。木香"经文要义"之"毒疫温鬼"可作互参。

温疟：中医病证名，疟疾病之一。《黄帝内经·素问》卷十·疟论篇第三十五："帝曰：先热而后寒者何也？岐伯曰：此先伤于风而后伤于寒，故先热而后寒也，亦以时作，名曰温疟。"《金匮要略》上卷·疟病脉证并治第四："温疟者，其脉如平，身无寒但热，骨节疼烦，时呕，白虎加桂枝汤主之。"

"疟"，即疟疾。该病以间歇性寒战、高热、出汗为特征的一种疾病，古人观察到该病多发于夏秋季节及山林多蚊虫地带。《黄帝内经·疟论篇》称为疟，痎疟。《金匮要略》成为疟病。《太平圣惠方》卷七十四称为疟疾。患疟疾病因兼感病邪，体质强弱及表现证候不同，分为风疟、暑疟、湿疟、痰疟、寒疟、温疟、牝疟、牡疟、瘅疟、疟母、痎疟等；如按发作时间来分，则有间日疟、三日疟、三阴疟、久疟等；若按诱发因素和流行特点，又分为劳疟、虚疟、瘴疟、疫疟、瘴气等。

药物解读

《中华人民共和国药典》2015 年版一部收载：徐长卿，为萝藦科植物徐长卿 Cynanchum paniculatum（Bge.）Kitag. 的干燥根和根茎。

【性味归经】性温，味辛。归肝、胃经。

【功能主治】祛风，化湿，止痛，止痒。用于治疗风湿痹痛，胃痛胀满，牙痛，腰痛，跌扑伤痛，风疹，湿疹。

【鉴别要点】

药材鉴别要点 徐长卿药材，根茎呈不规则柱状，有盘节，长 0.5 ~ 3.5cm，直径 2 ~ 4mm。有的顶端带有残茎，细圆柱形，长约 2cm，直径 1 ~ 2mm，断面中空；根茎节处周围着生多数根。根呈细长圆柱形，弯曲，长 10 ~ 16cm，直径 1 ~ 1.5mm。表面淡黄白色至淡棕黄色，或棕色；具微细的纵皱纹，并有纤细的须根。质脆，易折断，断面粉性，皮部类白色或黄白色，形成层环淡棕色，木部细小。气香，味微辛凉。

饮片鉴别要点 饮片呈不规则的段，段长约 10mm，根茎有节，四周着生多数根。根呈圆柱形，表面淡黄白色至淡棕色或棕色，有细纵皱纹，饮片切面呈粉性，皮部类白色至黄白色，形成层环淡棕色，每一步细小。气香，微带牡丹皮气味，味微辛凉。

【临床药师、临床医师注意事项】

徐长卿，除《药典》收载品种 *Cynanchum paniculatum*（Bge.）Kitag. 外，还有如下品种在各地当徐长卿的入药使用，这亦是古代常用混乱品种有以下几种。

1. 萝藦科植物白薇 *Cynanchum atratum* Bge. 的根及根茎，与徐长卿同科同属，其根相似，其味微苦。

2. 萝藦科植物蔓生白薇 *Cynanchum versiolor* Bge. 的根及根茎，其形状同白薇，味苦。白薇与蔓生白薇，《临床中药学》《中国药典》均收载，处方用名：白薇。

3. 萝藦科植物竹灵消，别称老君须 *Cynanchum inamoenum*（Maxim.）Loes. 在四川当白薇用，习称"四川白薇"，其根须状，在华北地区、陕西、贵州等地当徐长卿入药，善治妇女血厥。

4. 萝藦科植物柳叶白前 *Cynanchum stau ntonii*（Decne.）Schltr. ex Levl. 的根及根茎。在安徽、浙江、湖南、广东等地当徐长卿入药，其须根纤细，其味苦，本品清热解毒，善治肺热咳嗽、小儿疳积等。

以上品种，临床上用药临床药师要注意鉴别。

医籍选论

徐长卿，人名也，常以此药治邪病……抱朴子言上古辟疽疫有徐长卿散，良效。今人不知用此……注车注船，凡人登车船烦闷，头痛欲吐者，宜用徐长卿……

—— 明·李时珍《本草纲目》

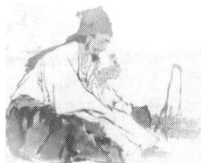

旋復花　Xuanfuhua

附：金沸草 Jinfeicao

【处方用名】旋覆花——菊科 Compositae.

【经文】旋復花，味咸温。主结气，胁下满，惊悸，除水，去五藏间寒热，补中下气。一名金沸草，一名盛椹。生川谷。

本经要义

旋復花："復"通"覆"。《本草衍义》："旋覆花，叶如大菊，又如艾蒿。八九月有花，大如梧桐子，花淡黄，绿繁茂圆而覆下……"此为旋覆之由来。"旋"，圆也。《莊子·达生》："工倕旋而盖规矩，指与物化而不以心稽。"成玄英疏："旋，规也。规，圆也。""復"通"覆"，重复，覆盖之义。指旋覆花的总苞片，多层成覆瓦状重复排列。李时珍：旋覆花……诸名皆因花状而命也。

旋復花，味咸温。主結氣，脅下滿，驚悸，除水，去五藏間寒熱，補中下氣。一名金沸草，一名盛椹。生川穀。

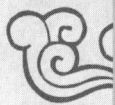

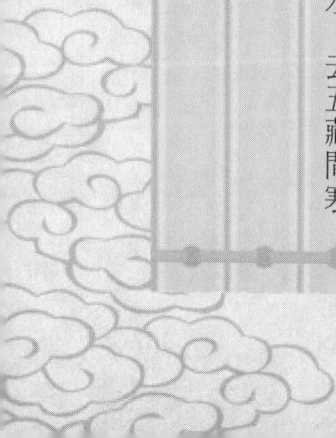

生平泽。五月采花，日干，廿日成。"

按：《名医别录》始，将其花与根分别入药。

寇宗奭："旋復花，叶如大菊，又如艾蒿。八九月有花，大如梧桐子，花淡黄，绿繁茂圆而覆下，亦一异也。其香过于菊，行痰水，去头目风，其味甘苦辛，亦走散之药也。其旋花，四月五月有花，别一种，非此药也。第八卷已具之。"

按：寇氏言："旋復花……八九月有花"系指其全草（金沸草）八九月开花，不是指用其花，而是指全草入药："行痰水，去头目风，其味甘苦辛……"后世医药文献所载金沸（佛）草即指此。后人误为旋覆花之花药性了。"第八卷已具之"是指卷八旋花条，为旋花科打碗花属植物面根藤 *Calystegia hederaca* Wall. 又名旋花，根入药。非《本经》所言旋覆花。

五代·韩保昇《蜀本草》："旋覆花，味咸、甘、温、微温，冷利，有小毒……消胸中痰结，脱如胶漆，心胁痰水，膀胱留饮，风气湿痹，皮间死肉，目中眵䁾①，利大肠，通血脉，益色泽。一名金沸草②，一名盛椹③，一名戴椹④。"

很显然，韩保昇所述旋覆花功效应是金沸草全草入药功效。

《图经本草》："旋覆花，生平泽川谷，今所在有之。二月已后生苗，多近水旁，大似红蓝而无刺，长一二以来。叶如柳，茎细。六月开花如菊花，小铜钱大，深黄色。上党田野人呼为金钱花，七月、八月采花，暴干，二十日成。今近都人家园圃所莳金钱花，花叶并如上

---

① 眵䁾："眵"，chi，音哧。①表眼眶有病。《说文·目部》："眵，目伤眦也"。段玉裁注："释名"目：目眦伤赤目曰䁾，䁾，末也。创在目眦（两的异体字）末也。许谓目伤眦皆目眵，与刘异。②表目汁，俗称眼屎。"䁾"，mie，音灭。表眼睛红肿。《释名·释疾病》："䁾，目眦伤赤曰䁾。䁾，末也，创在目眦（两的异体字）。"表目不明。《正字通·目部》："䁾，目不明曰䁾，义与眜同。"

② 金沸草：菊科植物旋覆花 *Inula japonica* Thunb. 的全草。即《本经》所载金沸草。

③ 盛椹："椹"，为"糂"字形讹。《说文解字·米部》云："糂，以米和羹也。一曰粒也。"旋覆花为头状花序顶生，色黄，排列成疏散的伞房花序，犹如上戴饭糂之状，故有盛椹、戴椹之名。

④ 戴椹：同盛椹。

说,极易繁盛,恐即此旋覆花。张仲景治伤寒汗下后,心下痞坚,噫气不除,有七物旋覆代赭汤。杂治妇人有三物旋覆汤。"所附药图:"随州旋覆花",即现今所用菊科植物金沸草。

按:苏氏所言"七月、八月采花",具《本草衍义》所言八九月有花来分析,此处"采花"应为有花,再根据所举《伤寒论》汤方所用,《图经本草》所言"旋覆花"应为全草入药。

味咸温:《本经》言:"旋復花,性温,味咸。"《中华人民共和国药典》载:"旋覆花,性微温,味苦、辛、咸。归肺、脾、胃、大肠经。"《临床中药学》载:"旋覆花,性微温,味苦、辛。归肺、胃经。"有较大差异。

结气:即气结,气滞。指体内气机郁结、气的运行不畅,在某一部位产生阻滞的病理。临床上表现在局部出现胀满或疼痛等症状。久则可引起血瘀,使局部疼痛加剧,甚则结成肿块等,如肝气郁结等。

胁下满:"胁",在侧胸部,由腋部以下至第十二肋骨部分的统称。《黄帝内经·素问》卷三·经脉第十:"胆足少阳之脉……贯膈络肝属胆,循胁里……循胸过季胁。"

"满":①表充盈:全部充实,没有余地。《说文·水部》:"满,盈溢也。"《广雅·释诂四》:"满,充也。"陈毅《中秋》:"夜阑倍觉寒光满,欲向天河射斗牛。"②表郁闷,闷塞不畅的病证。《黄帝内经·素问》卷九·热论篇第三十一:"岐伯曰:伤寒一日,巨阳受之,故头顶痛,腰背强……四日太阴受之,太阴脉布胃中络于嗌,故腹满而嗌干……六日厥阴受之,厥阴脉循阴器而络于肝,故烦满而囊缩。"《史记·扁鹊仓公列传》:"济北王病,召臣意诊其脉,曰:'风厥胸满'。"《老残游记》第三十四章:"如今汗下失治,阴液枯槁,木气失荣,则郁勃而为怒。戊己受制,肺金失养,中气不能转运,心至下胀而上满。"

"胁下满"即胁下痞满,表现为胁不满闷。多由气郁、痰凝、脉络阻滞所致,均与肝胆有关,如肝气郁结,胸闷纳减胀痛常随情志变化而增剧。治宜疏肝理气。如痰入肝经,头目眩晕,肢体麻木等,治宜平肝豁痰等。

惊悸:"惊"原意为马因受突然来的刺激而精神紧张,行动失常。《说文·马部》:"惊,马骇也。"唐·杜甫《戏赠友二首》之二:"马惊折左臂,骨折面如墨。"又表恐惧,惶恐。《尔雅·释诂上》:"惊,惧也。""悸":①表心惊跳，《说文·心部》："驚,心动也。"《黄帝内经·素问》卷二十·气交变大论篇第六十九："民病身热烦心躁悸,阴厥上下中寒,谵妄心痛,寒气早至,上应辰星。"王冰注："悸,心跳动也。"《南史·任昉传》："其一铃落入怀中,心悸因而有娠。"②表驚(惊)恐,惧怕。宋·苏轼《巫山》："苍崖忽相逼,绝壁凛可悸。"

"驚"通"惊"。"驚悸",即"惊悸",中医病证名。①指由于惊骇而悸,或心悸易惊,恐惧不安的病证。《诸病源候论》卷三·虚劳病诸候·虚劳惊悸候："心藏神而主血脉,虚劳损伤血脉,致令心气不足。因为邪气所乘,则使惊而悸动不定。"②指突然心悸欲厥,时作时止的病证。可参阅"心悸""怔忡"等解。

除水："水",中医病证名。《黄帝内经·灵枢》卷九·水胀第五十七："黄帝问岐伯曰:水与肤胀、鼓胀、肠覃、石瘕、石水、何以别之? 岐伯答曰:水始起也,目窠上微肿,如新卧起之状,其颈脉动,时咳,阴股间寒,足胫肿,腹乃大,其水已成矣。以手按其腹,随手而起,如裹水之状,此其候也。"此处之水,不单指水胀之水,是指消除痰饮之水。痰饮上扰,则易惊易悸,胸上痰结,心胁痰水,膀胱留饮,风气湿痹等均与痰水有关,包括胸胁疼痛的"疼"与水有关。故《本经》言"除水"。

五藏间寒热："寒热"即寒邪、热邪。详见甘草"经文要义"之"寒热"解。可互参。五藏间寒热,即指心、肝、脾、肺、肾的寒邪、热邪所致之病。

补中下气："补中"现代中医认为,旋覆花并无补益作用。"下气"即降气,又指胃肠郁结而排泄气,即"矢气"。此处系指旋覆花化痰降气,平降痰逆之气而治痞满、咳喘。故《本经》言:"补中下气。"

金沸草:又名"金佛草",在古代"沸"通"佛"。

药物解读

《中华人民共和国药典》2015 年版一部收载:旋覆花 *Inula japonica* Thunb. 欧亚旋覆花 *Inula britannica* L. 的干燥头状花序。

【性味归经】性微温,味苦、辛、咸。归肺、脾、胃、大肠经。

【功能主治】降气、消痰、行水、止呕。用于治疗风寒咳嗽,痰饮蓄结,胸膈痞闷,喘咳痰多,呕吐噫气,心下痞硬。

【鉴别要点】

旋覆花呈扁圆球形或类球形,直径1~2cm,总苞由多数苞片组成,呈覆瓦状排列,苞片披针形至条形,灰黄色,长4~11mm,总苞基部有时残留花梗,苞片及花梗表面被白色茸毛;舌状花一列,黄色,长约1mm,多卷曲,常脱落,先端3齿裂;管状花多数,棕黄色,长约5mm,先端5齿裂;子房顶端有多数白色冠毛,长5~6mm。有的可见椭圆形小瘦果。体轻,易散碎。气微,味微苦。

【临床药师、临床医师注意事项】

《本经》对旋覆花的记载与现行教科书和《中国药典》所载差异较大,有些功效也未见临床报道。但对《本经》所载临床作用不能轻易否定。

医籍选论

旋覆花《本经》名金沸草……花圆而复下,故名旋覆。

花名旋覆者,花圆而覆下也。草名金沸者,得水露之精,清肺金之热沸也。

夫太阳之气,从胸胁以出入,故主治胸中结气,胁下胀满,太阳不能合心主之神气以外出,则惊。寒水之气动于中,则悸。旋覆花能旋转于外而覆冒于下,故治惊悸。太阳为诸阳主气,气化则水行,故除水。五脏如五运之在地,天气旋覆于地中,则五脏之寒热自去矣。去五脏间寒热,故能补中。治结气、胁满、惊悸、除水,故能下气也。

——清·张志聪《本草崇原》

旋覆气温,禀天春和之木气,入足厥阴肝经;味咸有小毒,得地北方阴惨之水味,入足少阴肾经;气味降多于升,阴也。

温能散积,咸能软坚,故主结气胁下满也。水气乘心则惊悸,咸温下水,所以并主惊悸也。去五脏间寒热者,五脏藏阴者也,痰蓄五脏,则寒不藏而寒热矣;咸温可以消痰,所以去寒热也。补中者,中为脾胃,水行痰消,则中宫脾胃受补也。下气者,咸性润下也。因有小毒,所以服之必烦也。

——清·叶天士《本草经解》

旋覆花气温,禀风气而主散;味咸,得水味润下而软坚。味胜于气,故以味为主。惟其软坚,故结气胁下满等证,皆能已之;惟其润下,故停水惊悸,及五脏郁滞而生寒热等证,皆能已之。借咸降之力,上者下之,水气行,痰气消，而中焦自然受补矣。《本经》名金沸草。

——清·陈修园《神农本草经读》

味咸温，主结气胁下满、惊悸，除中上二焦结闭之疾。除水，咸能润下。去五脏间寒热，五脏留结不通所生之寒热。补中下气，开气下达，皆咸降之功。

此以味为治，凡草木之味，咸者绝少。咸皆治下，咸而能治上焦者尤少。惟此味咸而治上，为上中二焦之药。咸能软坚，故凡上中二焦凝滞坚结之疾，皆能除之。凡体轻气芳之药，往往能消之，疾无不因郁遏而成。《内经》云：火郁则发之。轻芬之体能发散，故寒热除也。

——清·徐大椿《神农本草经百种录》

旋覆花，味咸，入手太阴肺、足阳明胃经。行凝涩而断血漏，涤瘀浊而下气逆。

《金匮》旋覆花汤，旋覆花三两，葱白十四茎，新绛少许，煎，顿服。治妇人半产漏下。以肝脾阳虚，胎元失养，是以半产。血瘀不升，是以漏下。旋覆行血脉之瘀，葱白通经气之滞，新绛止崩而除漏也。

《伤寒》旋覆代赭汤，旋覆花三两，半夏半升，代赭石一两，人参二两，甘草三两，大枣十二枚，生姜五两。治伤寒，汗吐下后，表证已解，心下痞硬，噫气不除者。以土虚胃逆，碍甲木下行之路，胃口痞塞，浊气不降。参、甘、大枣，补其中脘，半夏、姜、赭，降其逆气，旋覆花行其瘀浊也。

旋覆花通血脉而行瘀涩，能除漏滴，清气道而下痰饮，善止哕噫。其诸主治，逐痰饮，止呕逆，消满结，软痞硬，通血脉，消水肿。

——清·黄元御《长沙药解》

金沸草 Jinfeicao

【处方用名】金沸草——菊科 Compositae.

金沸草一名，始载于《神农本草经》："旋復花，味咸温。主结气，胁下满，惊悸，除水，去五藏间寒热，补中下气。一名金沸草。"

本经要义详见"旋復花"之"本经要义"可互参。

药物解读

《中华人民共和国药典》2015 年版一部收载：金沸草，为菊科植物条叶

旋覆花 *Inula linariifolia* Turcz. 旋覆花 *Inula japonica* Thunb. 的干燥地上部分。

【性味归经】性温,味苦、辛、咸。归肺、大肠经。

【功能主治】降气、消痰、行水。用于治疗外感风寒、痰饮蓄结,咳喘痰多,胸膈痞满等。

【药材鉴别要点】

条叶旋覆花　药材呈圆柱形,上部多分枝,长 30~70cm,直径 0.2~0.5cm。表面绿褐色至棕褐色,被疏短柔毛,具细纵纹。质脆,易折断,断面黄白色,髓部中空。叶互生,叶片条形至条状披针形,长 5~10cm,宽 0.5~1cm,先端尖,基部抱茎,全缘,边缘反卷,上表面无毛,下表面被短柔毛,头状花序顶生,直径 0.5~1cm,柔毛白色,长约 0.2cm,气微,味微苦。

旋覆花　与条叶旋覆花比较,叶片椭圆状披针形,宽 1~2.5cm,边缘不反卷,其头状花序较大,直径达 1~2cm,冠毛长约 0.5cm。

【饮片鉴别要点】

金沸草饮片,为茎叶花混合,呈不规则的横切段。茎呈圆柱形,表面绿褐色至棕褐色,疏被短柔毛,有多数细纵纹。质脆,饮片切面黄白色,中部有白色髓,或中空。全叶片全缘,边缘多反卷,黑绿色至暗绿色,叶上面近无毛,叶背面被短柔毛。花扁球形,舌状花冠黄白色,气微,味微苦。

蜜炙金沸草呈黑色,显光亮。

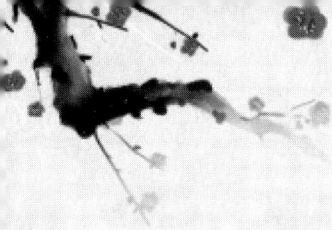

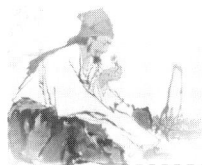

元参 Yuanshen

【处方用名】玄参——玄参科 Scrophulariaceae.

【经文】元参,味苦,微寒。主腹中寒热积聚,女子产乳余疾,补肾气,令人目明。一名重台,生川谷。

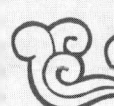

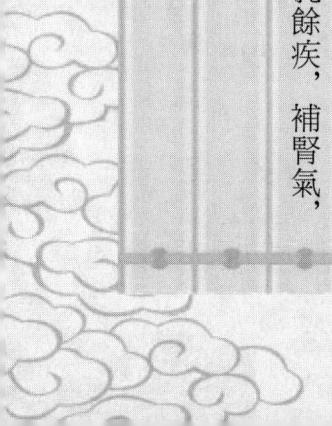

本经要义

元参: 元参之名,出自清初李中梓《本草通玄》,原作玄参,后因避讳康熙玄烨,故易名为元参。《神农本草经》原名应为"玄参"。"玄",《说文解字·玄部》:"玄,黑而有赤色者为玄。"因本品的根肥大近圆形,形似人参,干后黑色,故名玄参。又因本品微弯似羊角状,故又名角参、羊角玄参等。

历代本草溯源

《吴普本草》:"玄参,一名鬼藏,一名正马,一名重台,一名鹿肠,一名端,一名玄台。神农、桐君、黄帝、雷公、扁鹊:苦,无毒。岐伯:咸。李氏:寒。或生冤句山阳。二月生,叶如梅毛,四四相值,以芍药,黑茎,茎方,高四、五尺,华赤,生枝间。四月实黑。"

按: 从其植物形态描述,应为玄参科植物。

元参,味苦,微寒。主腹中寒热积聚,女子产乳馀疾,補腎氣,令人目明。一名重台,生川穀。

《名医别录》："玄参，味咸，无毒。主治暴中风，伤寒，身热支满，狂邪，忽忽不知人，温虐洒洒，血瘕，下寒血，除胸中气，下水，止烦渴，散颈下核，痈肿，心腹痛，坚癥，定五藏。久服补虚，明目，强阴，益精。一名玄台，一名鹿肠，一名正马，一名咸，一名端。生河间及宛驹。三月、四月采根，暴干。"

《本草经集注》："玄参，味苦、咸，微寒，无毒……今出近道，处处有。茎似人参而长大。根甚黑，亦微香，道家时用，亦以合香。"

按：陶氏已明确指出，玄参根甚黑，"玄"，赤黑色为玄。《说文·玄部》："玄，黑而有赤色者为玄。"

《图经本草》："玄参，生河间乃宛句。今处处有之。二月生苗，叶似脂麻，又如槐柳，细茎青紫色。七月开花青碧色，八月结子黑色。亦有白花。茎方大，紫赤色而有细毛，有节若竹者，高五、六尺。叶如掌大而尖长如锯齿；其根尖长，生青白，干紫黑，新者润腻，一根可生五、七枚。三月、八月采，暴干，或云蒸过日干。"

按：据苏颂对玄参详细植物形态描述和所附药图："衡州玄参"根黑、茎方、叶似脂麻，花青碧（紫色），即为玄参科 Scrophulariaceae 植物玄参。

腹中寒热积聚：腹中，指胸腔和腹腔。"寒"病因六淫之一。寒属阴邪，易伤阳气。寒邪外束，与卫气相搏，阳气不得宣泄，症见恶寒、发热、无汗等症。《黄帝内经·素问》卷九·热论篇第三十一："黄帝问曰：今夫热病者，皆伤寒之类也，或愈或死，其死皆以六七日之间，其愈皆以十日以上者，何也？不知其解，愿闻其故。岐伯对曰：巨阳①者，诸阳之属②也，其脉连于风府③，故为诸阳主气也。人之伤于寒也，则为病热，热虽甚不死，或两感④于

① 巨阳：指太阳。"巨"通"大""太"。
② 属：统属之意。
③ 风府：经穴位名。在项后入发际一寸许，属督脉经。
④ 两感：阴阳表里两经同时受邪发病。如太阳、少阴同病；阳明与太阴同病；少阳与厥阴同病。

寒而病者,必不免于死。"

热,有二义。

一是表病因六淫之一。热属阳邪,易伤阴气。六淫中与火同一属性的致病因素。《黄帝内经·素问》卷十九·五运行大论篇第六十七:"南方生热,热生火,火生苦,苦生心,心生血,血生脾。其在天为热,在地为火,在体为脉,在气为息,在脏为心。其性为暑,其德为显,其用为躁,其色为赤,其化为茂,其虫为羽,其政为明,其令郁蒸,其变炎烁,其眚燔焫①,其味为苦,其志为喜。喜伤心,恐胜喜;热伤气,寒胜热;苦伤气,咸胜苦。"

二是表热证。辨证的八纲之一,各种原因引致阳气亢盛的病证。《黄帝内经·素问》卷二·阴阳应象大论篇第五:"气味辛甘发散为阳,酸苦涌泄为阴。阴胜则阳病,阳胜则阴病。阳胜则热,阴胜则寒。重寒则热,重热则寒。"

积聚,病证名,出自《黄帝内经·灵枢》卷七·五变第四十六:"黄帝问于少俞曰:余闻百病之始期也,必生于风雨寒暑,循毫毛而入腠理,或复还,或留止,或为风肿汗出,或为消瘅,或为寒热,或为留痹,或为积聚。"

积聚之临床解读

"积聚"指人体腹内结块,或胀或痛的病证。《张氏医通》:"积者五脏所生,其始发有常处,其痛不离其部,上下有所终始,左右有所窍处;聚者六腑所成,其始发无根本,上下无所留止,其痛无常处。"临床上一般以积块明显,痛胀较甚,因定不移的为"积";积块

---

① 其眚燔焫:眚,sheng,音声。灾异,灾害。《广韵·梗韵》:"眚,灾也。""其眚",它所造成的灾害。燔,fan,音饭,焚烧。《说文·火部》:"燔,热也。"《玉篇·火部》:"燔,烧也。"《汉书·东方朔传》:"推甲乙之帐燔之于四通之衢。"颜师古注:"燔,焚烧也。"《水浒全传》第一百零八回:"又被山上将火箭、火把乱打射下来,草房柴车上都燔烧起来。"焫,ruo(又读re),音芮。同爇。点燃,焚烧。《广雅·释诂二》:"焫,爇也。""爇",蒸的简写体。《玉篇·火部》:"蒸,烧也。"《正字通·火部》:"焫,本作爇"。其眚燔焫:意为它所造成的灾害,可以产生大火焚烧。

隐现，攻窜作胀，痛无定处的为"聚"。其性质与癥瘕、疝癖相似。多由七情郁结，气滞血瘀，或饮食内伤，痰滞交阻，或寒热失调，正虚邪结而成。

《诸病源候论》卷十九·积聚病诸侯·积聚候："积聚者，由阴阳不和，腑脏虚弱，受于风邪，搏于腑脏之气所为也。腑者阳也，脏者阴也。阳浮而动，阴沉而伏，积者阴气，五脏所生，始发不离其部，故上下有所穷已。聚者阳气六腑所成，故无根本，上下无所留止，其痛无有常处。诸脏受邪，初未能为积聚，留滞不去，乃成积聚。"

腹中寒热积聚，指腹腔内有形结块，如肝硬化、脾大、腹腔内各脏腑肿瘤等。亦包括其他部位肿块，如颈部淋巴结核、甲状腺肿大、急性乳腺炎、前列腺肥大等。玄参为玄参科植物，其主要功能为清热解毒、凉血、养阴、生津、软结散结，故《本经》言："主腹中寒热积聚。"

女子产乳余积：产乳，即生子的全过程。产后余积，即指产后发生的疾病。

《金匮要略》卷下·妇人产后病脉证治第二十一："问曰：新产妇人有三病，一者病痉，二者病郁冒，三者大便难，何谓也？师曰：新产血虚，多汗出，喜中风，故令病痉；亡血复汗，寒多，故令郁冒；亡津液胃燥，故大便难。""产后腹中疒[①]痛，当归生姜羊肉汤主之。并治腹中寒仙，虚劳不足。"

玄参，性微寒，味苦。清热凉血，养阴生津，故可用于妇人产后肠燥便秘、阴虚燥热证、消渴等。清代名医张锡纯云："《神农本草经》谓其产乳余疾，因其性凉而不寒，又善滋阴，且兼有补性，故产后血虚生热及产后寒温诸证，热入阳明者，用之最宜。愚生平治产后外感湿热，其重者用白虎加人参汤以玄参代方中知母，其轻者用拙拟滋阴清胃汤，亦可治愈。诚以产后忌用凉药，而既有外感实热，又不得不以凉药清之，惟石膏与玄参。《神农本草经》皆明载治产乳，故放胆用之。"

---

① 疒：jiao，同"疒"，腹中急痛。《广韵·巧韵》："疒，腹中急痛，俗作疒"。

补肾气,令人明目:玄参能滋养肝肾之阴,故能明目。张锡纯在《医学衷中参西录》玄参条谓:"《神农本草经》又谓:玄参能明目,诚以肝开窍于目,玄参能益水以滋肝木,故能明目,且目之所以能视者,在瞳子中神水充足,神水因肾之精华外观者也。以玄参与相实、枸杞并用,以治肝肾虚而生热视物不了了者,恒有捷效也。"

药物解读

《中华人民共和国药典》2015 年版一部收载:玄参,为玄参科植物玄参 *Scrophularia ningpoensis* Hemsl. 的干燥根。

【性味归经】性微寒,味甘、苦、寒。归肺、胃、肾经。

【功能主治】清热凉血,滋阴降火,解毒散结。用于治疗热入荣卫,温毒发斑,热病伤阴,舌绛烦渴,津伤便秘,骨蒸劳嗽,目赤,咽痛,白喉,瘰疬,痈肿疮毒。

【鉴别要点】

药材鉴别要点　玄参药材呈圆柱形,微弯曲似羊角,中间略肥满而粗,两头略细,或上粗下细。长 8 ~ 20cm,直径 1 ~ 3cm,表面灰棕色至棕褐色,有顺纹不规则纵沟,具横长皮孔样突起,有横向裂隙及须根痕。顶端芦头均已修齐,下部钝尖,质坚实,不易折断,断面乌黑色,具浅淡棕色菊花纹,微有光泽,无裂隙。气特异,似焦糖,味甘,微苦咸,嚼之柔润。

饮片鉴别要点　饮片呈类圆形或椭圆薄片,片厚约 2mm,外表皮灰褐色,切面乌黑色,微有光泽,有的饮片具裂隙。横切饮片可见浅淡棕色菊花纹。气特异似焦糖,味甘、味苦。

【临床药师、临床医师注意事项】

1. 玄参科植物北玄参 *Scrophularia buergeriana* Miq. 的干燥根。在很多地方当玄参应用。药材鉴别要点:北玄参,根呈圆柱形,个体较正品为细小,中间不肥满,表面灰黑色,有明显的纵皱纹及须根痕。

2. 临床医师要注意《本经》对生地黄和玄参的功效叙述:生地,味甘寒,治折跌绝伤,除寒热积聚。玄参,味甘,微寒,主腹中寒热积聚,产乳余积。

3. 临床医师要注意《本经》对丹参和玄参的功效描述。张志聪在其

《本草崇原》中云:"丹参、玄参,皆气味苦寒,而得少阴之气化。但玄参色黑,禀少阴寒水之精,而上通于天;丹参色赤,禀少阴君火之气,而下交于地,上下相交,则中土自和。故玄参下交于上,而治腹中寒热积聚;丹参上交于下,而治心腹邪气,寒热积聚。君火之气下交,则土温而水不泛溢,故治肠鸣幽幽如走水。破癥除瘕者,治寒热之积聚也,止烦满益气者,治心腹之邪气也。夫止烦而治心邪,止满而治心腹邪,益正气所以治邪气也。"

医籍选论

玄乃水天之色,参者参也,根实皆黑。气味苦寒,禀少阳寒水之精,上通于肺,故微有腥气。主治腹中寒热积聚者,启肾精之气,上交于肺,则水天一气,上下环转,而腹中之寒热积聚自散矣。女子产乳余疾者,生产则肾脏内虚,乳子则中焦不足,虽有余疾,必补肾和中。玄参滋肾脏之精,助中焦之汁,故可治也。又曰补肾气,令人明目者,言玄参补肾气,不但治产乳余疾,且又令人明目也。

——清·张志聪《本草崇原》

元参气微寒,禀天冬寒之水气,入足少阴肾经;味苦无毒,得地南方之火味,入手少阴心经、手厥阴心包络经。气味俱降,阴也。

腹中者心肾相交之区也,心为君火,心不下交于肾,则火积于上而热聚;肾为寒水,肾不上交于心,则水积于下而寒聚矣。元参气寒益肾,味苦清心,心火下而肾水上,升者升而降者降,寒热积聚自散矣。

女子以血为主,产乳余疾,产后诸症以产血伤也;心主血,味苦清心,所以主之。补肾气者,气寒壮水之功也。令人明目者,益水可以滋肝,清心有以泻火,火平水旺,目自明也。

——清·叶天士《本草经解》

元参所以治腹中诸疾者,以其启肾气上交于肺,得水天一气,上下环转之妙用也……其云主产乳余疾者,以产后脱血则阴衰,而火无所制。治之以寒凉,既恐伤中,加之以峻补又恐拒膈。惟元参清而带微补,故为产后要药。

令人明目者,黑水神光属肾,自能明目也。

——清·陈修园《神农本草经读》

玄参色黑属肾而性寒,故能除肾家浮游上升之火。但肾火有阳有阴,阳火发于气分,火盛则伤气。《内经》所谓壮火食气是也。阴火发于血分,火盛则伤血。《内经》所谓诸寒之而热者,取之阴是也。产后血脱则阴衰,而火无所制,又不可以寒凉折之;气血未宁,又不能纳峻补之剂。惟玄参宁火而带微补,用之最为的当也。

——清·徐大椿《神农本草经百种录》

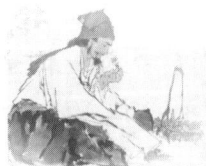

知母 Zhimu

【处方用名】知母——百合科 Liliaceae.

【经文】知母，味苦寒。主消渴，热中，除邪气，肢体浮肿，下水，补不足。益气。一名蚔母，一名连牡，一名野蓼，一名地参，一名水参，一名水浚，一名货母，一名蝭母。生川谷。

本经要义

知母：李时珍云：宿根之旁，初生子根，状如蚔虻[①]之状，故为之蚔母，讹为知母、蝭母也。

历代本草溯源

《吴普本草》："知母，一名蝭母。神农、桐君：无毒。补不足，益气。"

《名医别录》："知母，无毒。主伤寒久疟烦热，胁下邪气，膈中恶，及风汗内疸。多服令人洩。一名女雷，一名女理，一名儿草，一名鹿列，一名韭逢，一名儿踵草，一名东根，一名水须，一名沈燔，一名薅[②]。生河内。二月、八月采根，暴。"

---

① 蚔虻：一种虫类，又叫"土虻"。

② 薅：tan。同"薅"。知母别称。《尔雅·释草》："茪薅"。郭璞注："生山上，叶如韭，一曰提母。"《说文·艸部》："薅，茪薅也。薅，薅，或从炎。"

知母，味苦寒。主消渴，热中，除邪气，肢體浮腫，下水，補不足。益氣。一名蚔母，一名連牡，一名野蓼，一名地參，一名水參，一名水浚，一名貨母，一名蝭母。生川穀。

《本草经集注》："知母，味苦，寒，无毒。主治消渴，热中……今出彭城(今江苏铜山县)。形似菖蒲而柔润，叶至难死，掘出随生，须枯燥乃止。甚治热结，亦主珠热烦也。"

按：菖蒲乃天南星科植物，形似菖蒲而柔润……应是百合科植物。

《图经本草》："知母，生河内川谷。今瀍河诸郡及解州(今山西解县)，滁州(安徽滁州)亦有之。根黄色，以菖蒲而柔润，叶至难死，掘出随生，须燥乃止。四月开青花如韭花(百合科植物)，八月结实。二月、八月采根，暴干用。《尔雅》谓之薚，又谓之茺藩也。"

按：所附药图："卫州知母""湿州知母"即现今之百合科植物知母。

消渴："消"，病证名。《黄帝内经·素问》卷二·阴阳别论篇第七："结阳者，肿四肢。结阴者，便血一升，再结二升，三结三升。阴阳结斜①，多阴少阳曰石水②，少腹肿。二阳结谓之消③，三阳结谓之隔，三阴结谓之水，一阴一阳结谓之喉痹。"

"渴"，是口渴的简称。《黄帝内经·灵枢》卷九·五味论第三十六："五味入于口也，各有所走，各有所病。酸走筋，多食之，令人癃；咸走血，多食之，令人渴……黄帝曰：咸走血，多食之，令人渴，何也？少俞曰：咸入于胃，其气上走中焦，注于脉，则血气走之，血与咸相得则凝，凝则胃中汁注之，注之则胃中竭，竭则咽路焦，故舌本干而善渴。"

"消"和"渴"，称之为"消渴"，又名痟渴，消瘅。《黄帝内经·素问》卷十三·奇病论篇第四十七："帝曰：有病口甘者，病名为何？何以得之？岐

---

①　结斜："结"郁结之意；"斜"同"邪"。结斜，即结邪，邪气郁结之意。

②　石水：水肿病之一种。多因肝肾阴寒，水气凝聚下焦所致。症见少腹肿大，坚如石，胁下胀痛，腹满石喘，脉沉等。《黄帝内经·素问》卷二·阴阳别论篇第七："阴阳结斜，多阴少阳曰石水。"(阴经阳经的气血都郁滞不通了，而阴经的郁滞偏重，就会发生石水病)。

③　二阳结谓之消：指阳明经热盛伤阴而消谷善饥、津液不荣肌肉之证。即是说，若是阳明经的气血郁滞而不流畅，大肠与胃受邪，就会形成消渴病。

伯曰:此五气之溢也,名曰脾瘅。夫五味入口,藏于胃,脾为之行其精气,津液在脾,故令人口甘也,此肥美之所发也,此人必数食甘美而多肥也,肥者令人内热,甘者令人中满,故其气上溢,转为消渴。""消渴",病证名,泛指以多饮、多食、多尿症状为其特点的病证。多因过食肥甘,饮食失宜,或情志失调,劳逸失度,导致脏腑燥热,阴虚火旺所致。消渴,有上消、中消、下消之别。《伤寒论》之"消渴",特指"口渴"证名。《伤寒论》卷三·辨太阳病脉证并治法第六:"太阳病,发汗后,大汗出,胃中干,烦躁不得眠,欲得饮水者,少少与饮之,令胃气和则愈。若脉浮,小便不利,微热消渴者,与五苓散主之。"成无已注云:"发汗已解,胃中干,烦躁不得眠,欲饮水者,少少与之,胃气得润则愈。若脉浮者,表未解也。饮水多,而小便少者,谓之消渴,里热甚实也;微热消渴者,热未成实,上焦燥也,与五苓散,生津液和表里。"

　　热中:①指善饥能食,小便多的病证。《黄帝内经·灵枢》卷五·五邪第二十:"邪在脾胃,则病肌肉痛,阳气有余,阴气不足,则热中善饥。"属消渴之中消。又有指多饮数溲为热中。《黄帝内经·素问》卷十一·腹中论篇第四十:"夫子数言热中消中,不可服高粱芳草石药,石药发瘨,芳香发狂。夫热中消中者,皆富贵人也,今禁高粱,是不合其心,禁芳草石药,是病不愈。"②指以目黄为主症的病证。由于风邪入侵于胃,胃脉上系目,因其人体肥胖而腠理致密,邪气不得外邪,故成为热中而致目黄。《黄帝内经·素问》卷十二·风论篇第四十二:"风之伤人也,或为寒热,或为热中①,或为寒中,或为疠风,或为偏枯……风者,善行数变,腠理开则洒然寒,闭则热而闷,其寒也则衰食饮,其热也则消肌肉,故使人怢栗②而不能食,名曰寒热。风气与阳明入胃循脉而上至内眦,其人肥则风气不得外泄,则为热中而目黄。"

　　主消渴,热中:则指知母能治疗消渴病,热中是指热邪侵犯人体。

　　邪气:与人体正气相对而言,泛指各种致病因素及病理损害。《黄帝内经·素问》卷九·评热病论第三十三:"邪之所凑,其气必虚,阴虚者阳必凑之,故少气时热而汗出也。"又指风、寒、暑、湿、燥、火六淫和疫疠之气等致

---

　　① 热中:指病邪稽留体内,不得外出,表现的里热症叫做"热中"。
　　② 怢栗:"怢"tu,音突。怢栗,战栗的样子。

病因素。因此病邪是从外侵入人体,故又称"外邪"。《黄帝内经·素问》卷八·通评虚实论篇第二十八:"邪气盛则实,精气夺则虚。"

肢体浮肿:指人体关节肿胀。

下水:即利湿、利水。利关节肿胀。

《金匮要略》卷上·中风历节病脉证并治第五中桂枝芍药知母汤(桂枝四两,芍药三两,甘草二两,麻黄六两,生姜五两,白术五两,知母四两,防风四两,炮附子二两)治疗诸肢疼痛,身体尪羸,脚肿如脱,头眩短气,温温欲吐,历节疼痛,不可伸屈等。

补不足,益气:是指知母的补阴、益气作用。知母在临床上用于治疗阴虚火旺所致潮热、盗汗等。如《景岳全书·新方八陈》卷五十一方:滋阴八味丸(知柏地黄丸)等。清代名医张锡纯认为:知母"谓其益气者,以其能除食气之壮火而气自得其益也"。

医籍选论

知母质性滋润,得寒水之精,故气味苦寒,有地参、水参之名。又名连母、蚳母者,皮有毛而肉白色,禀秋金清肃之气,得寒水之精,而禀秋金之气,须知水之有母也。

禀寒水之精,故主治消渴热中。皮外有毛,故除皮毛之邪气。肉浓皮黄,兼得土气,故治肢体浮肿,下水。补不足者,补肾水之不足。益气者,益肺气之内虚。夫金生其水,故补肾水之不足。土生其金,故益肺气也。

—— 清·张志聪《本草崇原》

叶天士:知母气寒,禀水气而入肾;味苦无毒,得火味而入心。肾属水,心属火,火不制水,火烁津液,则病消渴,火熏五内,则病热中。其主之者,苦清心火,寒滋肾水也。

除邪气者,苦寒之气味能除燥火之邪气也。热胜则浮,火胜则肿;苦能清火,寒能退热,故主肢体浮肿也。肾者水脏,其性恶燥,燥则开合不利而水反蓄矣。知母寒滑,滑利关门而水自下也。补不足者,苦寒补寒水之不足也。益气者,苦寒益五脏之阴气也。

愚按:《金匮》有桂枝芍药知母汤,治肢节疼痛,身体尪羸,脚肿如脱,可知长沙诸方,皆从《本经》来也。

—— 清·陈修园《神农本草经读》

知母气寒，禀天冬寒之水气，入足少阴肾经；味苦无毒，得地南方之火味，入手少阴心经。气味俱降，阴也。肾属水，心属火，水不制火，火烁津液，则病消渴；火熏五内，则病热中，其苦之者，苦清心火，寒滋肾水也。除邪气者，苦寒之味，能除燥火之邪气也。热胜则浮……苦寒益五脏之阴气也。

——清·叶天士《本草经解》

知母，专入肺，兼入肾。辛苦微滑，能佐黄柏以治膀胱热邪。缘人水肿癃闭，本有属血属气之分。肺伏热邪，不能生水，膀胱绝其化源。便秘而渴，此当清肺以利水者也。热结膀胱，真阴干涸，阳无以化，便秘不渴，此当清膀胱以导湿者也。黄柏气味纯寒，虽能下行以除膀胱湿热，但肺金不肃，则化源无滋，又安能上达于肺而得气分俱肃乎？知母味辛而苦，沉中有浮，降中有升，既能下佐黄柏以泄肾水，复能上行以润心肺。汪昂曰：黄柏入二经血分，故二药必相须而行。俾气清肺肃而湿热得解。治肺火伏热以清化，是以昔人有云：黄柏无知母，犹水母之无虾，诚以见其金水同源，子母一义，不可或离之义……故书皆言用此在上则能清肺止渴、却头痛、润心肺、解虚烦喘嗽、吐血衄血、去喉中腥臭；在中则能退胃火、平消瘅；在下则能利小水、润大肠、去膀胱肝肾湿热、腰脚肿痛、并治痿瘵内热、阴火热淋崩渴等症。若谓力能补阴，则大谬矣。补阴惟地黄为首。景岳谓此性最沉寒。本无生气，用以清火则可的解，用以补阴则何补之有？第其阴柔巽顺，似乎有德，犹之小人在朝，国家元气受其剥削，而有阴移而莫之觉者，是不可不见之真而辨之早也。读此可为妄用知母、黄柏一箴。得酒良。上行酒浸，下行盐水拌。

——清·黄宫绣《本草求真》

知母，味苦，气寒。入手太阴肺、足太阳膀胱经。清金泻热，止渴除烦。《伤寒》白虎汤、《金匮》酸枣仁汤、桂枝芍药知母汤。并用之，以其清金而泻火，润燥而除烦也。

知母苦寒之性，专清心肺而除烦躁，仲景用之，以泻上焦之热也。甚败脾胃二泻大肠，火衰土湿，大便不实者忌之。后世庸工，以此通治内伤诸病，滋水灭火，误人性命，至今未绝。其诸主治：泻大肠、清膀胱。

——清·黄元御《长沙药解》

药物解读

《中华人民共和国药典》2015 年版一部收载：知母，为百合科植物知母 *Anemarrhena asphodeloides* Bge. 的干燥根茎。

【性味归经】性寒，味苦、甘。归肺、胃、肾经。

【功能主治】清热泻火，滋阴润燥。用于治疗外感热病，高热烦渴，肺热燥咳，骨蒸潮热，内热消渴，肠燥便秘等。

【鉴别要点】

药材鉴别要点　药材呈长条状，微弯曲，略扁，偶有分枝，长 3 ~ 15cm，直径 0.8 ~ 1.5cm，一端有浅黄色的茎叶残痕，俗称"金包头"表。表面黄棕色至棕色，上面有一凹沟，具紧密排列的环状节，节上密生黄棕色的残存叶基，由两侧向根茎上方生长；下面隆起而略皱缩，并有凹陷或突起的点状根痕。质硬，易折断，断面黄白色。气微，味微甜、略苦，嚼之带黏性。

饮片鉴别要点　饮片呈不规则的横切类圆形厚片，外表面黄棕色至棕色，可见少量残存的黄棕色叶基纤维和凹陷或突起的点状根痕。饮片切面黄白色至黄色，气微，味微甜，略苦，嚼之带黏性。

【拓展阅读——中药鉴定专用术语】

金包头　指未去皮的毛知母，顶端有残留的浅黄色的叶痕及根痕。

【临床药师、临床医师注意事项】

目前市面上以土知母入药品种甚多，注意鉴别。

1. 鸢尾科植物川射干 *Iris tectorum* Maxim. 的根茎。别名：土知母，《中国药典》以川射干之名收载。本品性寒，味苦，入肺经。清热解毒，祛痰，利咽。常用于治疗热毒痰火郁结，咽喉肿痛，咳嗽气喘，痰涎壅盛等。其临床性效与《中国药典》收载正品射干相同。但无知母临床性效。

2. 鸢尾科植物蝴蝶花 *Iris japonica* Thunb. 的干燥根茎。湖南、上海等地称土知母。四川称扁竹根，个别地方作川射干用。性寒，味苦。清热解毒、消肿散结，民间用于治疗咽喉疾患、肝炎、肋胁疼痛、胃脘痛等。无知母临床疗效。

3. 百合科植物粗丝开喉剑 *Tupistra pachynema* Wang et Tang. 的干燥根茎。四川称万年青。云南等地作土知母用。本品性温，味辛、苦。

有毒。温中散寒，行气止痛。用于治疗胃脘痛、跌打损伤等。无知母功效。

4. 百合科植物岩菖蒲 *Tofieldia thibetica* Franch. nuda auct. non Maxim. 的干燥根茎。四川各地称小知母、岩知母。性温，味辛，有小毒。祛风，开窍，豁痰，温胃止痛，醒脾。无知母作用。

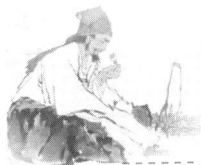

栀子 Zhizi

附：山枝仁 Shanzhiren

【处方用名】栀子——茜草科 Rubiaceae.

【经文】卮子，味苦寒。主五内邪气，胃中热气，面赤，酒炮，皶鼻，白赖，赤癞，創疡。一名木丹，生川谷。

曹元宇辑注本：支子，味苦寒。主治五内邪气，胃中热，面赤酒疮皶鼻，白癞赤癞疮疡。一名木丹。生川谷。

本经要义

卮子："卮"又写作"巵"。李时珍：巵，酒器也。卮子象也，故名。俗作栀。卮，象形字，古代盛酒的酒器。《玉篇·卮部》："卮，酒浆器也。"成熟的栀子形似古代盛酒的卮。故又名栀子，栀子又写作栀子。

古时亦作支子、枝子，皆为同音字，省写而假借之。因本品常生丘陵山地或山坡灌木林中，又为木本植物，故名"山栀子"。又因果实深黄色，可以染黄，故又称"黄栀子"。

历代本草溯源

《名医别录》："栀子，大寒，无毒。主治目热赤痛，胸心大小肠大热，心中烦闷，胃中热气。一名越挑。生南阳。九月采实，暴干。"

卮子，味苦寒。主五内邪氣，胃中熱氣，面赤，酒炮，皶鼻，白賴，赤癩，創瘍。一名木丹，生川穀。

《本草经集注》："枝子……处处有,亦两三种小异,以七道者为良,经霜乃取之。今皆入染用,于药甚稀。"

按:陶氏指出栀子最少有3种,具有七条纵棱者为优。与现代栀子之描述和鉴别相同。

《图经本草》："栀子,生南阳川谷。今南方及西蜀州郡皆有之……二三月生白花,花皆六出,甚芬香……夏秋结实如诃子状,生青熟黄,中人(仁)深红。九月采实,暴干。南方人竞种以售利……此亦有两、三种。入药者山栀子,方书所谓越桃也,皮薄而圆,小刻,房七棱至九棱者为佳。"所附药图:"临江军栀子""江陵府栀子""建州栀子"均为茜草科植物栀子。

据以上论述,自秦汉以来,栀子入药已有2000多年的历史,延续至今,品种与入药部位未变,且全国各地广为栽培。

味苦寒:《本经》言:"栀子,性寒,味苦。"《临床中药学》载:"栀子,味寒,味苦。归心、肝、胃、肺经。"《中国药典》载:"栀子,性寒,味苦。归心、肺、三焦经。"古今性味基本相同。

五内邪气:"五内"即"五中",指心、肝、脾、肺、肾五脏。"邪气",指"病气",亦指"邪"。与人体正气相对而言,一,泛指各种致病因素及其病理损害。《黄帝内经·素问》卷八·通评虚实论篇第二十八:"邪气盛则实,精气①夺则虚。"二,风、寒、暑、湿、燥、火六淫和疫疠之气等致病因素,又称外邪。"五内邪气"指五脏致病的各种病邪。此处指六淫邪气之热邪。

胃中热气:"热气",即指"热邪"。胃中热气,即指中焦脾胃为热邪所伤,或中焦脾胃热邪。

面赤:指面部发红。心主血,其华在面,面赤色,心火盛。栀子苦寒清心,故主面赤。

酒炮:"炮"通"疱"。①表面疮。《说文·皮部》:"疱,面生气也。"即面疮。《淮南子·说林》:"溃小疱而发痤疽"。高诱注:"疱,面气也;痤疽,痛

---

① 精气:指正气。经文要义:邪气亢盛造成的病证叫做实证;正气脱失引起的病证叫虚证。

也"。②皮肤上起的像水泡的小疙瘩。《广雅·释诂一》："皰，病也。"《正字通·皮部》："皰，凡手足臂肘暴起如水泡者谓之皰。"酒炮（皰），即因嗜酒而使面部所生痤疮一类皮肤疾患。

皻鼻：即酒皻鼻。"皻"同"皶（皻）"。《集韵·麻韵》："皶，亦作皻。"《黄帝内经·素问》卷一·生气通天论篇第三："劳汗当风，寒薄为皻，郁乃痤。"王冰注："皻刺长于皮中，形如米，或如针，久者上黑，长一分余，色白黄而瘦（瘕）于玄府中，俗曰粉刺。"

酒齄鼻，古病名为赤鼻。又名鼻齄、肺风、齄齇、赤鼻、鼻准红、肺风粉刺等。《黄帝内经·素问》卷九·刺热论篇第三十二："肝热病者左颊先赤，心热病者颜先赤，脾热病者鼻先赤，肺热病者右颊先赤，肾热病者颐先赤。"酒齄鼻多由脾胃湿热上熏于肺所致。症见鼻准发红，久则呈紫黑色。甚则可延及鼻翼，皮肤变厚，鼻头增大，表面隆起，高低不平，状如赘疣，重症称为肺风或肺风粉刺，鼻部诊起如黍，色赤肿痛，破后出粉白汁，日久皆成白屑。治宜清热，凉血，散结。栀子配伍他药可治之。故《本经》言："主之。"

白赖："赖"通"癞"。癞病，即疠风。又名大风、癞病、大风恶疾、大麻风、麻风。因体虚感受暴疠风毒，或接触传染，内侵血脉而成。初起患处麻木不仁，次成红斑，继则肿溃无浓，久之可蔓延全身肌肤，出现眉落、目损、鼻崩、唇裂（俗称"狮面"）、足底穿等重症，即麻风病。"白赖（癞）"为古病名。《诸病源候论》卷二·风病诸侯·白癞候："凡癞病，语声嘶破，目视不明，四肢顽痹，肢节火燃，心里懊热，手脚俱缓，背膂至急，肉如遭劈，身体手足瘑疹起往往正白在肉里，鼻有息肉，目生白珠，当瞳子视无所见，此名白癞。"该病因恶风侵袭皮肤血分之间，郁遏化火，耗伤血液而成，或接触而得。初起皮色逐渐变白，四肢顽麻，肢节发热，手足无力，患部肌肉如针刺样疼痛，声音嘶哑，两眼视物不清，类似结核型麻风。

赤癞：与白癞同一类疾病，亦即麻风重症。

創疡："創"通"疮"。此处指金疮，即金属刀箭所伤。"疡"，凡指多种中医外科疾患，包括所有肿疡及溃疡，如痈、疽、疔疮、疖肿、流注、流痰、瘰疬等。"疮疡"：①指因金属刀箭所伤后继发感染性疾病。②凡指外科疾患。

医籍选论

卮，酒器也，卮子象之，故名，俗作栀……栀子气味苦寒，其色黄赤，春荣夏茂，凌冬不凋，盖禀少阴之气化。少阴寒水在下，而君火在上也。花多五瓣，而栀花六出。六者水之成数也。稍秒结实，味苦色赤，房刻七棱九棱，是下禀寒水之精，而上结君火之实。

栀子生用能起水阴之气上滋，复导火热以下行，若炒黑则但从上而下，不能起水阴以上滋，故仲祖栀子豉汤生用不炒，有交姤水火，调和心肾之功。而后人委言栀子生用则吐，炒黑则不吐，且以栀子豉汤为吐剂。愚每用生栀及栀子豉汤，并未曾吐。夫不参经旨，而以讹传讹者，不独一栀子为然矣。

——清·张志聪《本草崇原》

五内者，五脏之内也，五脏为阴，其邪气乃阳邪也；山栀苦寒清阳，所以主之。胃为阳明，胃中热气，燥热之气也，气寒，禀冬寒之水气，所以除燥热也。心主血，其华在面，面赤色，心火盛也；苦味清心，所以主之。

鼻属肺，肺为金，金色白，心火乘肺，火色赤，故鼻红，成酒皶鼻；其主之者，入心清火也。癞者麻皮风也；膀胱主表，心火郁于膀胱寒水经，则湿热成癞也，白者湿也，赤者火也，山栀入心与膀胱，苦寒可以燥湿热，所以主之也。疮疡皆属心火，苦寒清心，故主疮疡也。

——清·叶天士《本草经解》

栀子气寒，禀水气而入肾；味苦，得火味而入心。五内邪气五藏受热邪之气也。胃中热气，胃经热烦懊侬不眠也。心之华在面，赤则心火盛也。鼻属肺，酒疮皶鼻，金受火克而色赤也。白癞为湿，赤癞为热，疮疡为心火。栀子下禀寒水之精，上结君火之实，能起水阴之气上滋，复导火热之气下行，故统主之。

以上诸证，惟生用之，气味尚存；若炒黑则为死灰无用之物矣。仲景栀子豉汤用之者，取其交姤水火、调和心肾之功；加香豉以引其吐，非栀子能涌吐也。俗本谓栀子生用则吐，炒黑则不吐，何其陋欤？

——清·陈修园《神农本草经读》

栀子，味苦，性寒。入手少阴心、足太阴脾、足厥阴肝、足太阳膀胱经。清心火而除烦郁，泻脾土而驱湿热，吐胸膈之浊瘀，退皮肤之熏黄。

栀子苦寒，清心火而除烦热，烦热既去，清气下行，则浊瘀自涌。若热在膀胱，则下清水道，而开淋沥。盖厥阴乙木，内孕君火，膀胱之热，缘乙木之遏陷，亦即君火之郁沦也。善医黄疸者，以此。

——清·黄元御《长沙药解》

栀子正黄,亦得金色,故为阳明之药。但其气体清虚,走上而不走下,故不入大肠而入胃,胃在上焦故也。胃家之蕴热,惟此为能除之。又胃主肌肉,肌肉有近筋骨者,有近皮毛者,栀子形开似肺,肺主皮毛,故专治肌肉热毒之见于皮毛者也。

——清·徐大椿《神农本草经百种录》

药物解读

《中华人民共和国药典》2015 年版一部收载:栀子,为茜草科植物栀子 *Gardenia jasminoides* Ellis. 的干燥成熟果实。

【性味归经】性寒,味苦。归心、肺、三焦经。

【功能主治】泻火除烦,清热利湿,凉血解毒。外用消肿止痛。用于治疗热病心烦,湿热黄疸,淋证涩痛,血热吐衄,目赤肿痛,火毒疮疡;外用治扭挫伤痛。

【药材鉴别要点】

栀子药材呈长卵圆形或椭圆形,长 1.5～3.5cm,直径 1～1.5cm。表面红黄色或棕红色,具 6 条翅状纵棱,棱间常有 1 条明显的纵脉纹,并有分枝。顶端残存萼片,基部稍尖,有残留果梗。果皮薄而脆,略有光泽;内表面色较浅,有光泽,具 2～3 条隆起的假隔膜。种子多数,扁卵圆形,集结成团,深红色或红黄色,表面密具细小疣状突起。气微,味微酸而苦。

【饮片鉴别要点】

饮片呈不规则的碎块。果皮表面红黄色至棕红色,有的可见翅状纵隔。种子多数,扁卵圆形,深红色至红黄色,气微,味微酸而苦。

【临床药师、临床医师注意事项】

1. 栀子,历史上又名枝子、山栀子;其种子又叫山栀仁等。在中药行业中叫山枝子、山枝仁。在四川、贵州、云南等省区,有一种"山枝仁",又名山枝子、枝子、枝仁等。在处方用名上极易被误解为山栀子的种子,要注意区别,做到精准用药,精准处方,精准调配。

2. 山枝仁,中药材为海桐花科 Pittospiraceae 海桐属 Pittosporum 植物崖花海桐 *Pittosporum illicioides* Mokino. 光叶海桐 *Pittosporum glabratum* Lindl. 异叶海桐 *Pittosporum heterophyllum* Franch. 的成熟种子。其性味功用,临床应用与山栀仁(栀子仁)迥别。注意鉴别。切不可混淆。

山枝仁 Shanzhiren

【处方用名】山枝仁——海桐花科 Pittosporaceae.

山枝仁一名始载于《四川中药志》："山枝仁,别名:山支仁、柞木仁。为海桐花科海桐属植物光叶海桐 *Pittosporum glabratum* Lindl. 的成熟干燥种子。"

《四川省中药材标准》2010 年版收载:山枝仁,海桐花科海桐花属植物海金子 *Pittosoirum illicioides* Mak. 皱叶海桐 *Pittosporum crispulum* Gagnep. 的干燥成熟种子。

【性味归经】性寒,味苦。归肺、脾、大肠经。

【功能主治】清热利咽,涩肠固精,收敛止泻。用于治疗咽痛、痢疾、肠炎、白带、滑精。

【药材(饮片)鉴别要点】

山枝仁药材呈不规则的多面体,棱面大小各不相同,直径 3~7mm,表面红褐色至橙红色,久贮存后则颜色加深,带油润光泽,一侧可见黑色点状微凹的种脐。质硬,硬如砂粒,不易破碎,研碎后可见胚乳乳白色,嗅之有油香气。气微,味涩,微甜。

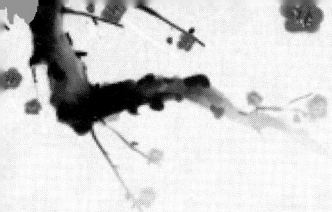

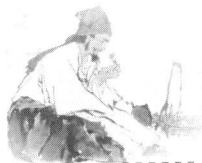

猪苓 Zhuling

【处方用名】猪苓——多孔菌科 Polyporaceae.

【经文】猪苓,味甘平。主痎疟,解毒,蛊注,不祥,利水道,久服轻身耐老。一名猳猪屎。生山谷。

曹元宇辑注本:猪苓,味甘平。主治痎疟,解毒,蛊毒,蛊注,不祥,利水道。久服轻身耐老。一名猳猪矢。生山谷。

尚志钧校点本:猪苓,味甘,平。主治痎疟,解毒,辟蛊痓不祥,利水道。久服轻身,耐老。一名猳矢。生山谷。

本经要义

猪苓,始载于《神农本草经》,列为上品。"苓",有猪屎之义。

元·方回《瀛奎律髓》云:"马矢为通,猪矢为苓。"古时"矢"通"屎"。

魏·吴普《吴普本草》:"猪苓,神农:甘。雷公:苦,无毒。如茯苓。或生宛句。八月采。"

梁·陶弘景《名医别录》:"猪苓,味苦,无毒。生衡山[1]及济阴[2],宛朐[3],二月、八月采,阴干。"

宋·苏颂《图经本草》:"猪苓,生衡山山谷及济

---

① 衡山:今湖南衡山县。
② 济阴:今山东曹县。
③ 宛朐:今山东菏泽县。

猪苓,味甘平。主痎瘅,解毒,蛊注,不祥,利水道,久服轻身耐老。一名猳猪屎。生山谷。

阴冤句。今蜀州①、眉州②亦有之。旧说是枫木苓，今则不必。枫根下乃有生土底，皮黑作块，似猪粪，故以名之，又名地乌桃，二月八月采，阴干。削去皮，肉白而实者佳。"

《图经本草》所附药图"龙州猪苓"，与《本草纲目》所载之猪苓药图，可以肯定，古今所用猪苓完全一致。为多孔菌科 Polyporaceae 真菌猪苓 *Polyporus umbellatus*（Pers.）Fries. 的干燥菌核。

味甘平：《本经》言："猪苓，性平，味甘。"《临床中药学》载："猪苓，性平，味甘、淡。归肾、膀胱经。"《中国药典》载："猪苓，性平，味甘、淡。归肾、膀胱经。"古今临床性味基本相同。

痎疟："痎"，jie 音阶。指两日一发的疟疾。亦泛指疟疾病。《说文·疒部》："痎，二日一发疟。"段玉裁注："今人谓间二日一发为大疟。颜之推云：'两日一发之疟，今北方犹呼痎疟。'"《黄帝内经·素问》卷一·四气调神大论第二："夏三月，此谓蕃秀……逆之则伤心，秋为痎疟，奉收者少，冬至重病。""痎疟"，病证名。即疟疾病的统称。又特指老疟、久疟。《丹溪心法》："痎疟，老疟也。"《医学纲目》卷六："久疟者，痎疟也，以其隔二三日一发，缠绵不去。"《诸病源候论》卷十一·疟病诸候·痎疟候："夫痎疟者，夏伤于暑也。其病秋则寒甚，冬则寒轻，春则恶风，夏则多汗者。然其蓄作有时，以疟之始发，先起于毫毛伸欠，乃作寒慄鼓颔，腰脊痛，寒去则外内皆热；头痛则渴欲饮，何气使然，此阴阳上下交争，虚实更作，阴阳相移也……"

解毒：猪苓。性平，味甘、淡。利水消肿。此处解毒应为解水毒。

蛊注：中医病名。又名蛊疰、疰张、蛊疰等。其症："四肢浮肿，肌肤消索，咳逆腹大如水状，死后转易家人。""蛊"，泛指虫毒结聚，肝脾受损，鼓胀的简称。《千金要方》卷二十四："治蛊注四肢浮肿，肌肤消索，咳逆腹大如水状，死后转易家人，一名蛊胀方……治中蛊毒，腹内坚如石，面目青黄，小便淋沥，痛变无常处方……"

不祥：此处"不祥"，是指对"睡梦"之记忆。水湿内停病，因其梦多，其与"水"有关，故《本经》言："不祥。"《伤寒论》卷五·辨阳明病脉证并治法

---

① 蜀州：今四川省崇庆县。
② 眉州：今四川省眉山市。

第八："若脉浮发热,渴欲饮水,小便不利者。"以及《伤寒论》卷六·辨少阴病脉证并治法第十一："少阴病,下利六七日,咳而呕渴,心烦,不得眠者。"所用"猪苓汤",即为此意也。

利水道："水道",指经穴名。出自《针灸甲乙经》。属足阳明胃经。位于腹中线脐下 3 寸,旁开 2 寸许。主治小腹胀痛,小便不利,月经不调,尿路感染等。此处"水道",系指"水液"之通道。水湿内停之证候群,即《本经》所言"解毒、蛊注、不祥"等。现今见于慢性肾炎、肾病综合征、肾盂肾炎、泌尿系统感染、肾结石、痰饮等。猪苓能治上述病证,故《本经》言:"利水道。"

久服轻身耐老:中医学讲究"扶正固本"正气得复,则能"轻身耐劳"。"猪苓"味甘益脾,脾统血,血旺故能耐老;辛甘益肺,肺主气,气和则身轻(清·叶天士语)。中医药学认为:有胃气则生,无胃气则死。食欲增强,即谓"脾胃得健",故而轻身耐老。猪苓在治疗恶性肝胆晚期肿瘤患者时,大部分患者食欲得以改善和增强,精神好转,生存期延长即为佐证。中国中医科学院中药研究院研制的"猪苓多糖注射液",用以治疗中、晚期癌症患者之大量病例疗效观察中,已得到充分的证明,其临床疗效满意,并已证实是较好的免疫调节剂,各地使用后均能明显提高机体免疫功能。现代药理学研究证实,猪苓主要成分为多糖类之葡聚糖,且凡多糖类中药均为一定的扶正抗癌作用,提高患者生存期,如茯苓、灵芝等。这就提示我们:**不要轻易否定《本经》所载药物的一些特殊功效。**

药物解读

《中华人民共和国药典》2015 年版一部收载:猪苓,为多孔菌真菌猪苓 *Polyporus umbellatus*（Pers.）Fries. 的干燥菌核。

【**性味归经**】性平,味甘、淡。归肾、膀胱经。

【**功能主治**】利水胜湿。用于治疗小便不利,水肿,泄泻,淋浊,带下。

【**鉴别要点**】

药材鉴别要点 猪苓药材呈条形、类圆形或扁块状,有的有分枝,长 5～25cm,直径 2～6cm,表面黑色、灰黑色至棕黑色,皱缩或有瘤状突起。体轻,质硬,断面细腻,按之较软,类白色或黄白色,略呈颗粒状,气微,味淡,俗称"铁结白肉"。

饮片鉴别要点　饮片呈类圆形或不规则的厚片,片厚约 4mm,外表皮黑色至棕黑色,皱缩。切面类白色至黄白色,质致密而不实,似软木能浮于水面,细腻,略呈颗粒状。气微,味淡。嚼之绵软而不易碎。

【拓展阅读——中药饮片鉴别专用术语】

铁结白肉　特指猪苓体结、质重、皮黑、肉白的猪苓药材,为优质猪苓。

【临床药师、临床医师注意事项】

1. 猪苓利水渗湿之功强于茯苓,现代中医认为无补益作用,多用于祛邪,不用于扶正。《本经》将其列为上品。叶天士亦认为,本品味甘益脾,脾统血,血旺故耐老,气平益肺,肺主气,所以气和则身轻。中国中医科学院从猪苓中提取之猪苓聚糖等物质,具有免疫刺激作用,能抑制癌瘤的生长,用于治疗肺癌、食道癌等,能改善其症状,延长生存期,故认为从能提高人体满意功能方面,猪苓具有补益作用。

2. 猪苓气薄味淡,甘淡,性平。主渗泄,先降而后升,利窍行水,开腠理,助气化。其煎剂能抑制肾小球对钠、氯、钾离子的再吸收,而有显著的利尿作用,为利水渗湿要药。

医籍选论

猪苓新出土时,其味带甘,苓主淡渗,故曰甘平。疟,阴疟也。主治痎疟者,禀水精之气以奉春生,则阴疟之邪,随生气而升散矣。解毒蛊疰不详者,苓禀枫树之精华,结于中土,得土气则解毒,禀精华则解蛊疰不祥也。味甘平而淡渗,故利水道。久服则水精四布,故轻身耐老。

——清·张志聪《本草崇原》

味甘,气平,入足少阴肾、足太阳膀胱经。利水燥土,泻饮消痰,开汗孔而泻湿,清膀胱而通淋,带浊可断,鼓胀能消。

《伤寒》猪苓汤,猪苓一两,茯苓一两,泽泻一两,滑石一两,阿胶一两。治阳明伤寒,脉浮发热,渴欲饮水,小便不利者。阳明之证,有燥有湿,阳明旺而太阴虚,则燥胜其湿,太阴旺而阳明虚,则湿胜其燥。己土湿陷,乙木抑遏,不能疏泄水道,则小便不利。木郁风动,肺津伤耗,则渴欲饮水。风气飘扬,而表寒未解,则脉浮发热。猪、茯、滑、泽,燥己土而泻湿,阿胶滋乙木而清风也。治少阳病,下利,咳而呕渴,心烦不得眠者。以水旺土湿,风木郁陷,下克己土,疏泄不藏则利,风燥亡津则为渴。乙木陷而甲木逆,上克戊土，浊气逆冲，则为咳呕，相火上炎，则心烦不得眠睡。猪、茯、泽、滑，渗癸水而泻湿，阿胶滋乙木而清风也。

《金匮》猪苓散，猪苓，泽泻、白术等分，为散。治病在膈上，呕吐之后，而思水者。痰饮内阻，多见渴证，而投以新水，益复难容，故随饮而即吐。呕伤津液，应当作渴，而水停心下，则反不渴，是以先渴而即呕者，必有支饮。若饮在膈上，吐后而思饮者，是饮去而津伤，为欲解也。此当急与之水，以救其渴。但其平日阳衰土湿，而后饮停膈上，宿水方去，又得新水，而土湿如前，不能蒸水化气，则新水又停矣，是当泻湿而生津。

泽、苓泻水而去湿，白术燥土而生津也。猪苓渗利泻水，较之茯苓更捷。但水之为性，非土木条达，不能独行。猪苓散之利水，有白术之燥湿土也，猪苓汤之利水，有阿胶之清风木也，五苓之利水，有白术之燥土，桂枝之达木也，八味之利水，有桂枝之达木，地黄之清风也。若徒求利于猪、茯、滑、泽之辈，恐难奏奇功耳。

——清·黄元御《长沙药解》

猪苓，气平，味甘。无毒。主痎疟……猪苓气平，禀天秋凉之金气，入手太阴肺经，味甘无毒，得地中正之土味，入足太阴脾经。气味降多于升，阴也。其主痎疟者，盖主太阴呕吐之湿疟也，猪苓入脾肺以化气，则湿行而疟止也。蛊疰不祥，皆湿热之毒；甘平渗利，所以主之。肺主气，气平益肺，肺气化及州都，则水道利，所以利水。

久服则味甘益脾，脾统血，血旺故耐老，气平益肺，肺主气，气和故身轻也。

——清·叶天士《本草经解》

猪苓气平，禀精气而入肺。味甘无毒，得土味而入脾。肺主治节，脾主转输，所以能利水道。又考此物，出土时带甘，久则淡然无味，无味则归于膀胱。膀胱为太阳，其说有二：一曰经络之太阳，一曰六气之太阳。何谓经络之太阳？其腑在下而主水，得上焦肺气之化，中焦脾气之运，则下焦愈治。所谓'上焦如雾，中焦如沤，下焦如渎'。俾决渎之用行于州都，则州都中自有云行雨施之景象，利水如神，有由来也，且不独利水道也。

六气之太阳名曰巨阳，应天道居高而卫外，乃心君之藩篱也。凡风寒初感，无非先入太阳之界，治不得法，则留于膜原而为疟，久则为痎（即伤寒杂病似疟非疟者，皆在此例。）但得猪苓之通利水道，水行气化，水精四布，溱溱汗出,则营卫和而诸邪俱解。仲景五苓散非此得其悟机乎？若阳明之渴欲饮水,小便不利,少阴之渴呕而渴,心烦不得眠,热疟多兼此症,总于利水道中布达太阳之气,使天水循环,滋其枯燥,即仲景猪苓汤之义也。且太阳为天,光明清湛,清湛则诸毒可解,光明则蛊疰不祥自除。

又云久服轻身耐老者,溺得阳气之化而始长,溺出不能远射,阳气衰于下也;溺出及溺已时头摇者,头为诸阳之会,从下以验其上之衰也,此皆老态,得猪苓助太阳之气而可耐之,然此特圣人开太阳之治法,非谓猪苓平淡之可赖也。

——清·陈修园《神农本草经读》